|サイコ・クリティーク|

Psycho Critique 25

外科医は内科医に、内科医は外科医に学び、研修医は謙虚に習う

患者さん中心の総合診療をめざして

Jozuka Hajime

定塚 甫

批評社

はじめに

医療機関、特に総合病院というサービス機関は、デパート（百貨店）というほとんどの「品物」が手に入るサービスと比較されることが多かったように思えます。

その理由は、人間が体験する数限りない心身の「不調」あるいは「病気」という目に見える・目に見えない「病」に対応する場所が病院であり、他方、人間の欲する物欲を満たすための「品物」を手に入れたいという希望を満たしてくれるのがデパートだからです。ですから総合病院もデパートも似たような側面を持っているということかもしれません。

さらに、総合病院においてもデパートにおいても、有りとあらゆる「科」と「店」があり、扱っている品物も、有りとあらゆるものが有ると言えます。しかしながら、両者に共通している売り物で扱っていないものは、前者では性科学、後者ではコンドームなどの避妊具でしょう。

話しが逸れないように、総合病院について考えてみます。病院であれば、お客さんとされるのは患者さんですから、病院内を方々を歩き回って、ご自分の行き先を探さなくても良いほうが便利でしょう。アメリカには、「従業員は動き回る、然るに、患者は動かなくて良い」という基本サービスをモットーとしている世界的に有名な病院があります。

このような病院を探そうにも、日本にはまず有り得ないという調査結果がかつてありました。アメリカの病院とは反対に、日本の病院では、病院の入り口を入るや否や、方々に行き先を示した案内板や、床には、色分けしたラインを引いて、行き先を示している病院を多く見かけます。このような病院に限って、職員とおぼしき人に行き先を訪ねても、「ここに書いてあるでしょ、それに、あなたは受付で言われた通り、赤の線に沿って行けば良いのです」という返事が返ってきます。もし、デパートでこのような説明を受ければ、「ここはサービスが悪いな」と感じられるでしょう。サービスという点についていえば、病院もデパートも同じではないでしょうか。

デパートの場合は、「クルクル寿司店」のようにすべての品物が客の前に出て来ることは、ほぼ不可能でしょう。この点のサービスを補うために、店員が、「いらっしゃいませ、どのようなものをお探しでしょうか」という声かけが頻繁に観られると思います。

病院でも、これくらいのサービスがあっても良いのではないかと考えられます。入り口に近い受付付近で、「いかがなさいましたか、お腹が痛いのですか、それでは先ずは消化器科へご案内致しましょう」となっても不思議ではありません。

この点については、アメリカのMクリニックでのサービスの有り方を紹介しましょう。最初の診療科に案内された患者さんには、一部屋が与えられます。部屋の四方にはすべての壁にドアが付いており、ドアの上に電灯があり、どのドアが開くのかを電灯の点滅によって患者さんに知らされます。点滅したドアからは、一人の職員が入室し、「お腹が痛いと聴きましたが、どの辺でしょうか、いつ頃から痛いのでしょうか」と、間を持ちながら質問をしてきます。大体の質問が終了し、職員が退室すると、次に、同じドアから別の職員が入れ替わりに入室し、「これからの予定を簡単に説明致します。お腹が痛いと言われておりますので、これから身体の診察をさせて頂きましょう。これが終わり次第、必要な検査をご提示致しますので、ベッドが部屋に入って来たらそこに横になって下さい。痛いことは致しませんので、ゆったり横たわっていらして下さい」と言って、内科的な診察が行われるのです。

その診察以降は、必要に応じてレントゲン検査、心電図、ＭＲＩあるいはエコー検査の器機が技師と一緒に部屋の中に入って来て、検査を行います。最後にドアが開いて、「現在までのあなたの状態について説明致します」と、病状の説明と今後の可能性や治療についての説明がなされるのです。

この間、患者さんとして訪れた人は、その部屋に指示された格好でいるだけなのです。これが、完全に近い「患者中心の医療」となるのです。

診療を終えた患者さんは、同じ部屋で会計を済ませ、案内する職員に付き添われ、部屋を出て帰路につくことになります。

患者中心の医療と呼ぶ以上、これだけのサービスが必要と言えるのではないでしょうか。

患者中心の医療は、デパートにおける特別客のような扱いとも言えます。顧客が欲しい品物を指定すると、例えば高額のダイアモンドの指輪を社員に告げるだけで、後は、社員の対応を待つだけで、客は質問する必要のある時だけは質問して、あとは社員の説明を聞くだけで事足りるからです。

デパートにおける顧客への対応も、病院における患者さんへの対応も大差ないことが理解されるのではないでしょうか。

どのような人でも生涯に一度は、医者の世話になると考えられています。この「世話になる」というのは、決して「お世話をしていただく」という意味ではなく、「医療サービスを受ける」ということですから、医療に従事している人たちへの敬意を表した表現でもあります。そのため、医療サービスを受ける人たちを「患者」と呼び捨てにするのが、一般的な社会通念であるかもしれませんが、「患者さん」と丁寧な呼び方をするのが、医療社会では往々にしてあるように思えます。

しかし、「患者様」と呼ぶのはいかがなものでしょうか。「お客様は神様です」という商業上の社会通念と医療社会の通念とは馴染まないのが日本社会の現状のようです。

デパートでは「お客様」と呼ばれる人たちであっても、病院ではどうして「患者様」とはならないのでしょうか。これはデパートの「お客様対応マニュアル」と病院における「患者対応マニュアル」の違いと言えますが、その意識の違いは、デパートの場合は、「お客様」が圧倒的に優位にあるからですが、病院ではその人を「患者さん」として治療するわけですから、治療する側が優位になります。また、「そこまで患者さんを持ち上げなくても良いではないか」という社会通念が働くのかもしれません。

本来は、どちらも「お客様」なのですから、呼び方は違っても意識としてはまったく同じでなければならないはずではないでしょうか。

実際、病院で「そちらの患者様は、どちらを悪くなされたのでしょうか？　もしお許し頂ければ、私共がしかるべきところへご案内申し上げたく思いますが」などと話しかけられると、かえって戸惑ってしまうのが日本の医療サービスの現状ではないでしょうか。

欧米では、「動くのは、職員・スタッフであり、患者さんを動かしてはならない」と考えるのが一般的です。これも日本とは大きな違いであると思います。

病を抱えた患者さんがＣＴスキャンを受けるために、院内を20分も歩き回るというのも日本では一般的です。多少、親切な病院では、床に色別に分けたテープが張ってあり、同じ色のテープの上を歩いて行けば、目的の場所に着くという感じのサービスです。これほど日本と欧米の医療サービスには、大きな格差があるということになります。

さらに、日本と欧米の医療レベルの格差を考えますと、医療レベルの低いところほどサービスが悪いということになります。この点が、従来からの固定観念に支えられたサービスの考え方の違いですが、通常の意識では考えられないところでしょう。

医療レベルの低さは、丁寧さやサービスで代行するしかないのが一般的でしょう。料理の美味くないレストランの方が、美味いレストランより愛想が良いということをよく聴きます。一概には言えませんが、この反対も存在する訳ですから、日本の医療レベルが低いと言ってもそのこと自体への自覚がなければサービスも低いままなのかもしれません。

日本における医療の現状を見るにつけ、少しでも患者さん中心の医療社会を目指すために本書を著しましたが、外科・内科を問わず、さらには研修医も含めて、医療レベルと医療サービスの向上に向けて学び取っていただければ望外の幸せです。

――外科系と内科系の融合を求めて――

定塚　甫

外科医は内科医に、内科医は外科医に学び、研修医は謙虚に習う

――患者さん中心の総合診療をめざして

＊目次

第二章 初心者の内科医が困難な状況で外科手術を行うとき――77

第三章 内科系医師の特徴を考える

序章

外科医と内科医の融合を求めて

●臨床医学・医療の「妖怪」

今日の医学・医療の発展には、実に目を見張るものがあります。その一つには、臨床を行うに当たり、これ程まで多くの病名が現れるとは予測さえもされていませんでした。

一言で言えば、自分の選択した専門科であっても、とても全ての病名を憶えることができないくらい世の中がスピーディで複雑になっているということなのでしょう。このことについて、具体的な例証で明らかにするのも、紙幅の無駄と思えるくらいに一つの例証に過剰な病名が見られるようになっているからなのです。

このように言いますと、批判的に見られる方々、同調していただける方々、と完全に二つに分かれることは明らかです。

「医師が数えきれないくらいの病名を憶えて、一体患者さんのためにどのような利益があるのでしょう?」と言われる人と、「現代医学・医療の最先端で日々実践していれば、これでも病名は少ないと思われます」と言われる人が真正面から議論しますと、恐らく、国会の予算委員会のようにいつまでたっても答えの出る時は来ません。挙げ句の果てに、強行採決か物別れで終止符が打たれることになるのでしょうか。

しかし、いずれにせよ、目前の患者さんには、決着のつかないこの議論をずっと見たまま診察室で座り続けていただく訳には参りません。患者さんを目前に、然るべき対応をすぐにでも行わなければならないのが、臨床医学・医療の世界です。ところが、利益相反する二つの考え方の齟《そ》齬《ご》はそう簡単には埋まりません。これは人が生きて行く上で不可欠な臨床医学・医療をめぐる「妖怪」とでも言ったらいいのでしょうか。

臨床医学・医療の世界では、分からないのに、「然るべき判断を下す」という、通常では考えられない程の矛盾を実際に行わなければなりません。それが臨床医学・医療というものでしょう。何しろ、医学・医療でお付き合いをするのは、他ならぬ「人間」です。同じ人間であるという確固たる認識があるからこそ、否応無しに対応を迫られるのです。臨床医学・医療で扱う「人間」は、誰でも往々にして何らかの「病」を持ち合わせていることが多いのです。そのため、なおのこと、答えが分からなくても対応しなければならないのです。

ここで、その辺りのことをよく表している事例を体験しましたので、以下に、知りうる限りの状況を書き記してみましょう。

●ある患者さんの死の淵からの生還

ここで、読者の方々には、必ずや納得いただける1事例を紹介してみましょう。

患者さんは、51歳の男性で、主訴や自覚症状はまったく無く、会社の検診で偶然「腫瘍マーカーが極端に高い」と指摘されたのです。もちろん、大規模な総合病院へ即刻入院となったのです。

しかし、腫瘍マーカーの値は、検査の回を重ねるごとに上昇する一方でした。この検査結果に対して、医師達が最も期待していた先端医療器機は、答えを一切出してくれませんでした。最先端の画像診断器機であるPET－CT（ポジトロンCTスキャンの略）においても、何も答えを教えてくれませんでした。

そうこうしている間に、依然として腫瘍マーカーは上昇の一途をたどりましたが、医師団としては、どこに腫瘍があるのか、まったく予測もつかないのでした。最先端医療器機による撮影の角度や場所を次から次へと変えていっても、6ヶ月間、何らの結論も得られなかったのでした。医師団としては、このまま命を無くされたら、重大な責任問題になることは明らかでした。しかし、月日の経つのが早いばかりで、まったく診断がつかないまま手をこまねいているだけで、医師の中には、「試験開腹してみよう」という意見まで出る始末でした。

そこへ、偶然、訪ねて来た患者さんの友人の老内科医が、ほとんど冗談に「よく生きているな、どんなキンタマしているのだ、触らせろよ。これだけは、無くしたくないよな」と握りしめたのです（この言葉は、後に、老内科医の最大の配慮であったことを、患者さんだけが知っていたことが明らかになったのです）。

その時は、患者さんに何の反応もなかったのですが、この光景を見た医師団の一人が、「セミノーマ（睾丸の癌）をもう一度調べてみよう」と言い出したのです。「セミノーマなんて、無かったじゃないか、PET‐CTでも何も映らなかったじゃないか」という反論の方が多かったのです。しかし、「少しでも疑わしいと思ったのだから、もう一度調べさせてくれよ」と強く主張して、もう一度PET‐CTの検査に入ったのです。

結果は、ズバリ、「セミノーマ」であったのです。即刻、緊急摘出手術を行い、絶命寸前に命を拾ったのでした。51歳の男性は、62kgで入院したのですが、手術が終わった時には33kgであったということでした。

このケースは、今からほんの5年前に実在した患者さんの経験でした。まさかの真の字が、本当になったという事例でした。

術後、奇跡的に一命を取り留めた男性は、見舞いに来てくれた同僚や部下達の職場を回り、幸せそうに優しい笑顔を満面に挨拶して回り、「この土地だけは、去ることにします。ここで命を拾いましたので、もう一度、都会へ行ってみようと思います」と言って、都会の職場へ異動して行ったということです。

この男性は、人と接する時には、いつも他人より数倍も気遣いする性格の人でした。そのため、彼と付き合って、気を悪くする人は皆無だったと言っても間違いないくらいの人でした。気遣い、気配りに関しては、彼の右に出る人はいないと言われていました。

その彼が、「この土地だけは、去ることにします」と、これまで全ての力をこの土地に注いで来たのですが、その土地を去ることに決心したのです。「これまで経験したような嫌な目に二度と遭いたくない」という気持ちを彼なりに、丁寧に、相手に気遣い、優しく言ったのでした。

「生死を行き来しながらも、真実を探し当ててくれたのは、この土地の名医ではなく、他所にいた老内科医であった」ということを十分に理解していたからなのでしょう。もちろん、その土地の主治医の気持ちを逆なでするような言葉は、一言も口に出さず、ひたすら感謝の言葉を残してその地を去って行ったのでした。

当初の医師団は、「我々が、彼のセミノーマを発見して、命を救ったのだ！」と繰り返すだけでした。残念ながら、彼の医師団への気配りにも気付くこともなく、まして、「半年の入院で見つからなかった私のセミノーマの発見は、先生方のような外科医ではなく、街で開業している老内科医なんですよ」という彼の切ない想いを気遣うこともありませんでした。彼は、そうした想いを一言も漏らすこと無く、この地を去って行ったのでした。もちろん、現役の社員として都会への赴任を申し出ての転勤でした。

通常の会社員であれば、半年もの間休職したのですから、とても都会の第一線で仕事をするチャンスを与えてくれる程簡単ではないはずです。しかし、彼が都会での仕事を、しかも責任者としての重責を与えられたのは、彼の穏やかな人格と、他人への果てしないほどの気配りに対する会社の評価の結果だったのでしょう。日頃の付き合いから見る彼は、頑固さや一徹さが見られず、一言で評するならば「優しい田舎のおじさん」というところでした。

その彼にとって、彼の気持ちへの配慮も無く、医師団の「人間」の命をやり取りする光景を経験した半年は、唯一耐えられない時間であったと思われるのです。

かの老内科医が彼の睾丸を握るまでの半年間、彼は何らの治療も援助も受けることができなかったのです。それでも、彼はその地を去るまで、感謝の言葉は吐いても、不平・不満は一切言わなかったのでした。

このような彼の態度を見て、これまで旧知の仲であった人たちは、「彼であれば、当たり前では」と評価しながらも、「俺だったら、とても我慢できないな」と言うのでしたが、彼について多くを知らない人であれば、「致し方ないでしょうね、実際、癌の場所が分からなかったのだから」と、医師団の対応に共感することが多かったように記憶しております。

しかし、人間であれば、一日一日と死が近づいて来ることを告知されながら、その危機を回避するための手だても操作もまったく行われないまま半年間耐え続けなければならないとなれば、幾分たりとも陰性の感情が露呈したとしても可笑しくないと思うのです。

臨床医学・医療にかかわる人たちは、このような「被害者」を再び出さないことを考えてみる必要があるのではないでしょうか。そこで、提案したいのが、この本の表題ということになります（実のところ、彼は、その地方の病院に出入りする一業者の責任者であったのです。言い換えれば、医師団は、彼にとっては大事なお客様であり、そのお客様に命を託したのです)。

●本道と外道の乖離と融合

わが国における歴史を繙《ひもと》いてみれば、医学・医療の道には、西洋医学・医療と漢方だけではなく、本道と外道との二つに分けられています。

本道は、元より本来の形、働きに戻すこと、即ち、本来の道を目指す学問として分類されています。ここに分類される本道の医学・医療は、主に身体に傷をつけない、内科系の道ということになります。

これに対して、あくまで〝悪しき所は切除する〟という考え方を基本とする医学・医療を行うのが外科系の道ということになります。〝いらない所、人の身体を害する所はどんどん切り取る〟という考え方で、医学・医療行為を行うのが外科ということになります。悪しき病巣を本来の働きに戻すような治療を行うことなく、即刻、切除する方向をとるのが外科であり、その基本的な考え方が本道に反することにより外道として捉えられています。

従いまして、外科手術は元の形に戻らないばかりか、本来の働き・作用に戻ることもありません。

このように本道と外道との間には、互いに相容れない医学・医療思想の違いがあります。そのため外道では、「本来の臨床医学・医療とは何を目的とするものなのか」という基本的なことが忘れ去られる傾向があります。

しかし、他方では、近年、盛んになって来ている心筋梗塞の治療の一つである〝ステントの取り付け〟（細くなって詰まりそうな冠状動脈という心臓に栄養を送り込む動脈に網状の筒を入れ込み、閉塞するのを防ぐ治療を言います）などは、内科系臨床医学・医療への外科系技術の取り入れです。

この治療の場合には、切除とは言わず、補強という元に近い状態に戻す外科学と内科学の狭間の治療と言えます。外科学と内科学との融合の始まりと言えるでしょう。

初歩的な外科学と内科学の狭間の治療としては、〝鎖骨下静脈を通じての中心静脈点滴療法〟があります。このような中心静脈への点滴は、内科的とも外科的とも言えず、基本的な救急治療の一環になっています。この治療もある意味では、内科学と外科学との融合と言えるでしょう。この思想こそ、これからの臨床医学・医療の基本的な方向性を決めると思われるのです。

●臨床医学・医療の細分化

病名の激増もさることながら、これに伴い、臨床医学・医療の細分化も進んでいます。この細分化には、厚生労働省・文部科学省では認可されていない「科」が、数えきれない程多くなっています。このような中で、患者さんは、「一体、何科を選んだら良いのか」迷うことしきりだと思います。

もちろん、各医療機関では、患者さんの相談に応じる部署を作ってはいます。しかしながら、必ずしも患者さんの相談に応じる医療者たちが、患者さんの求めに応じて的確な判断を下せるとは限りません。一つの事例ですが、次のようなことがありました。

「頭が痛い」という主訴で、患者さんが総合病院の相談窓口を訪れたところ、最初は脳外科を紹介され、CTスキャンの検査を受けたのですが、異常がないことから、再び相談窓口で、神経内科を紹介されました。そこでも、CTスキャンとMRIの検査を受けることになったのです。しかし、結果は、どこにも異常は認められないということでした。三度、相談窓口を訪れた患者さんは、循環器科を紹介されたのです。そこでは、造影剤の点滴を受けながら、CTスキャンの検査を受けたのでした。しかし、ここでも異常は認められないということでした。相談窓口では、「精神科に行きなさい」と紹介されたのですが、さすがの患者さんも、一日に3回もCTスキャンを受ければ、被曝で全身倦怠を覚えるくらいに疲労してしまったのです。

最後に訪れた精神科では、話ができないくらいに疲れていたので、医師の質問にも、ぽつり、ぽつりと一言づつ答える程度で、しまいには、疲労で椅子から落ちてしまったのです。驚いた精神科医は、即刻、救急診療に転送し、そこで再び全身のCTスキャンを受けたと言います。

本来でしたら、電子カルテで、どこの科へ行っても、患者さんのこれまでの受診履歴が分るはずですが、この患者さんは、すべての科へ初診として新しいカルテで受診していたのでした。このような、笑うに笑えない悲劇が起きていたのです。

本書では、このような悲劇を避けるために、可能な限り外科系と内科系とが融合する方向を求め、そのための方法を明らかにして、少しでも患者さんへのサービス向上に具体的かつ現実的に貢献しようと思うのです。

このことは、日常の臨床現場において、外科系と内科系が相争っているということではありません。現在ではかつての医学界よりは、外科学会と内科学会とは近づきつつあるのではないでしょうか。こうした流れの中にあって、外科系と内科系の融合をより積極的に推し進めようと思うのです。

このことによって、患者さんは、より合理的な治療を受けることができるでしょうし、より高度な医学サービスを受けることができるようになるでしょう。

第一章
外科系医師の特徴的な傾向について

ここでは、外科系と内科系との融合を企図するために、各系統の特徴の有無について幾つかの事例をあげて、具体的にどのような特徴なのかについて明らかにしてみましょう。

まずは、外科系の医師の特徴について、どのような傾向があるのか、考えてみることにしましょう。外科系と内科系の特徴を互いに理解し合い、少しでも、より深く近づくことができれば、単なる作業分担に終わることがなくなり、相互の共同作業としての総合診療が成り立つ環境が整えられるのではないかと思われます。

外科系の医師の特徴としては、特に悪性腫瘍のような大型の病巣診療を専門とする外科医の特徴を挙げるとすれば、以下（［1］～［11］）のようになると思います。

［1］外科系の医師は人付き合いが下手である

外科系の医師は、対人関係を保つのが非常に苦手です。特に初対面の人との間持ちがうまくできないようです。そのため、患者さんに応対する時でも無愛想になりやすいのです。

●「メスを持たせれば、神のごとし」の神は親しげな神の方が安心できる

外科医の特徴は、ある意味では、「メスを持たせれば、神のごとし」というくらい、手術・技術は神業みたいなものです。外科医が患者さんに対してあまり愛想が良いと、あまりにも医師－患者関係が身近になりすぎてしまうため、外科医としてのステータスを保てないのかもしれません。でも、一度、患者さんの側に立って考えてみると、たとえ「神」であっても、患者さんからすれば、親しげな神の方が安心して身を任せることができるという声をよく聴きます。ですから、ほんの少しだけでも対人関係を改善してみるべきではないか、と思われます。実際、外科系の医師は、酒宴に出ると、堰を切ったように、口から出る言葉が止まらないくらいに話し続けることが多いようです。

外科医は、本来、「生きた人間の身体を切り裂く」ことを生業としております。そのため、冷静に振る舞いながらも、過度に緊張していると思われます。職場においても、少し社交的になる努力が必要かもしれません。酒宴の場だけではなく、日常的にユーモアを交えた会話ができるくらいに気楽な付き合いを増やすべきではないでしょうか。

【事例】ここである A 整形外科医を紹介しましょう。年齢40歳の男性です。この医師は、取材を進めれば進めるほど、職場によって評価が異なる整形外科医でした。先ず、外来診療に

あっては、ほとんどの患者さんが「人なつっこくて、親しみやすい先生」という評価でした。このように評価する患者さんは、ほとんどが60歳以上で、いつも待合室が満員になる程でした。その現場を確かめるために、こっそり診察室の奥で、カーテンに隠れて見せてもらったのです。

A医師「ばあちゃん、腰はどうかね？　ちょっと若返ったんじゃない？」

患者さん「なに言うダネ、年寄りをからかうんじゃないよ、先生みたいな若い人には、わからんだね」

A医師「何がわからんというだね？　顔の肌も若返っとるダネ」

患者さん「これだって、結構苦労しトルだが、朝早う起きて、風呂はいって、頭洗って、化粧して来るだがね」

A医師「結構苦労しテルだね、だから、若いんだよ」

患者さん「当たり前だね、先生に診てもらうに、汚い身体じゃいかんし、しわしわでもいかんだろうし、こんで、結構苦労しとるだよ」

A医師「そんなに言われると、こっちが緊張するダネ、身体を診るに、あがってしまうよ」

患者さん「そんな口のうまい事言わんでも分っとるが、どうせ、ババアが又来たと思っとるだろに」

A医師「ほんとだね、こっちが緊張しテルだね、もう腰治っただかね」
患者さん「あったり前だね、治るからここに来トルだね」
このように、患者さんとは、親子か恋人同士のように話す姿が日常的になっていました。外来での人気投票ナンバーワンでした。しかし、この中高年の女性に人気のあるA先生の手術室での評判は、最悪とも言えるくらいでした。
A医師「始めるぞ、観た通り、今日は、頸椎の固定術だから、慎重にいけよ」
B助手「宜しくお願い致します」
A医師「なんだ、それは！　患者殺すきか！　B！　出てけ！　外へ！」
と、第一助手のBを手術室から追い出したのです。

……………………

A医師「終わったぞ、ご苦労さん。B、カルテ書いとけな」
と、何とも人格が変わってしまったくらい横暴な態度をとるようになり、職員からの評判は最低であったのです。しかし、同僚の外科系の医師達は、口を揃えて、「A先生にお願いしたら、まあ、間違いないですね」と、最高の評判であったのです。手術中の経過に関してA医師に問いかけたところ、「何にも憶えていないね、見えているところしか憶えていないですよ」ということであった。通常は、避けて通りたがる頸椎の手術は、専《もっぱ》らA医師が好んで行うところであったのです。

今日、このように最も生命のリスクも高く、さらに、告訴されやすい頸椎の手術は、ほとんどの整形外科医は避けることが多いのですが、A医師は、これまで断ったこともなく、勿論、失敗もなかったのです。

ちなみに、宴会などでの挨拶は最も苦手とするところで、乾杯の音頭でさえ手が震えて、グラスのビールを零《こぼ》すくらいであると言います。リラックスするために、一杯飲んでからマイクの前に臨むのですが、乾杯の音頭をとるときには手が震えてグラスには一滴もない程、零してしまうということでした。

[2] 外科医は、言語表現が苦手である

外科医は、患者さんに対しても、言葉で真意を伝えるよりも、手術の結果ですべて事足りると考えているようで、言葉足らずになりやすく、相手に真意が伝わりにくいように感じられます。

●外科医のインフォームド・コンセントはむずかしいか

外科医は、手術を成功させてナンボの世界に生きています。そのため、外科医はほとんどの場合、患者さんが全身麻酔で意識をなくしている状態で手術することになります。ですから外科医は、患者さんと相対するというより、意識のないヒトの皮膚にメスを入れ、臓器にメスを入れ、患部を切り取り、別のところに繋げて、命を救うという治療がすべてということになります。

したがって、患者さんにはインフォームド・コンセントを説明するために多少の時間をかけますが、それ以外は患者さんの立場に立って会話をしながら説明することはあまりしませんし、会話に慣れていないことが多いようです。

最近の医師でも、特に、部位を表すときに英語を使用することが多く、患者さんや家族に伝わらないことが多いと言われています。日頃のスタッフ同士の会話の癖で、英語で伝えてしまうのでしょうが、患者さんや家族は、医学的にはまったくの素人です。ですから、日常会話においても、ライト・レフト（左右）は、野球用語としての認識くらいしかないと受け止めて、わかりやすく丁寧に説明した方が良いでしょう。

このような言い方は、決して医療に従事しておられない方々を上から目線で蔑んでいるという意味ではなく、病院という独特の雰囲気の中では、大なり小なり緊張感が強くなり、日頃の会話では理解できる言葉であっても、まったく意味が通じないこともあり得るということを言いたいのです。こうした中では、専門語を英語で話した方が正確に伝わるのです。
これらのことをすべて外科医の責めに求めるつもりはありません。しかし可能な限り、手術の助手を務めるスタッフに、患者さんや家族への詳細な説明を託すことも必要かもしれません。

【事例】 C医師がD家の家族に、D家の母の受けた心臓の手術について説明を行った時の状況について、手術前の診断時点から記録した事例を紹介してみましょう。C医師は、40歳代後半のベテランの心臓外科医です。

C医師「胸に痛みはありませんか。あなたの病気は心筋梗塞ですね。LV（左心室）のところに梗塞がありますので、別の冠状動脈にバイパスを造るシャント術を行います。ところで、最近何かストレスがありませんでしたか」
D家の母「ストレスと言っても、毎日、毎日、同じ生活してますので、何もありませんね」
C医師「そうですか。これだけの梗塞になるには、余程のストレスがあったと思われましたが、それだけのんびりしているなら、老化による動脈硬化で血管が詰まったのですね」
D家の母「63歳と言えば、もう年なのでしょうね。それで、カンジョウドウミャクにバイパスを造ってシャントするっていうのは、どんなことをするのですか。心臓を取り替えるのですか」

C医師「心臓移植をするわけではないので、取り替えることはないのですが、心臓に栄養を補給している冠状動脈が詰まっていますので、血液が通らなくなっています。そこで、他の血管を繋いで血液が流れるようにするのです。オペは、30分ぐらいで済みますから」

このような説明がなされたのでしたが、手術を受ける当のD家の母は、どんな手術を受けるのやら、なぜ手術を受けるのやら、全く分らないまま手術に臨み、手術は成功したのです。

D家の母は「長男が死んで、わたしが心臓で死ねば、この家も終わりになるのじゃのう。これも仕方のないことなんじゃのう。わたしも年だと言われるし」と、考え込むようになり、眠られなくなり、食欲がなくなり、何もする気がなくなり、D家の娘の夫が精神科医であったことから〝うつ病〟と診断され、うつ病の薬を処方され、1ヶ月くらいから改善して行ったのでした。

このD家の母の病気への過程と手術などの治療の大筋を簡略に説明しますと、〝D家の母は、唯一の後継ぎである長男を病気で亡くしたばかりでした。葬儀も終わり一通りの挨拶などを済ませた頃、気が抜けた時に、それまでのストレス・精神疲労がどっと出て来た結果、心臓の冠状動脈が閉塞し、心筋梗塞となったのです。この詰まった血管が比較的太い血管であったため、心臓を救うために、他の冠状動脈を引っ張って来て、詰まったところへ繋げたということでした。

心臓外科医の診察と手術の説明と、アンダーラインを引いた説明とを比べていただきたいと思います。いかに医師の説明や推測が稚拙であるかが分ります。

［3］外科医は、のんびり型の性格では勤まらないか？

外科医は、のんびりして気の長い性格の医師も多くいらっしゃると思いますが、総じて仕事柄、結論を急ぐことが多いのです。元より、外科手術は、時間がモノをいう治療であるため、のんびりした医師は、外科医としては向かないと言われています。

●説明は患者さんの立場に立ってゆっくりわかりやすく

しかし、時間がモノをいうのは、あくまで手術が始まって以降であり、術前の診断を下す時には、むしろ、慎重に、細部にわたって検討が重ねられるので、決して急ぐ必要はなく、万全の態勢をとって見落としのないように行われるはずです。気の短さは、「時」が大事な場合だけで良いのですが、往々にして「時」に追われているように見受けられます。早口で患者さんに説明するのではなく、もう少し、患者さんの立場に立ってゆっくり分かりやすく説明して欲しいものです。

【事例】最近の外科手術は、麻酔科学の発達により、余り時間を急ぐ必要がなくなったと言われます。これまでの外科系の手術で時間を急ぐのは、出来る限り、出血量を少なくするという目的があるためです。これまでの手術は、アメリカ大統領が怪我をした場合に行われる、エーテル麻酔が圧倒的に安全であり、麻酔中止後、覚醒までの時間が最も少ないので有名です。もう一種類、笑気麻酔という麻酔に掛かると気分が高揚し、一切のことが気にならなくなる技法があります。

一般に紹介される容易な麻酔でさえ、これだけありますので、手術そのものも、それほど急ぐ必要がなくなって来ています。しかし、外科医の自己満足か、伝統的な外科学の継承ゆえか、従来以上に手術時間を短縮しようとする試みがあります。ここでは、ある外科医の時間に対する興味ある事例を紹介しましょう。実に笑うに笑えない体験です。

E外科医は、30歳代半ばの元気な盛りの医師でした。たまたま、彼の外来担当の日に、Fさんという患者さんが、左の首を抑えながら、「先生、首に大きな腫れ物ができて、痛くて痛くて仕方ないのです。何とかなりませんでしょうか」と言いながら入室して来たのです。E外科医「これね、アテロームだ、すぐ切るから」、「ネックのアテローム切るから準備して！」と職員に伝えたのです。

Fさん「アテロームって悪いものなんですか？　すぐ切らなければならないのですか……」

と、恐る恐る尋ねたのです。

E外科医「ゴミだよ、ゴミがたまってるから、首のところ全部切るからね」

Fさん「首を切るんですか？」

E外科医「そうだよ、放っておいたら化膿してもっと痛くなるからね、首ごと全部取っちゃうから」

驚いたFさんは、診察室から逃げようと試みたのですが、

E外科医「何してんの？　椅子に座ってなさい、すぐに切り落とすから」

Fさんは、逃げるに逃げられず、首を落とされるなんて、殺されるようなものじゃないかとオドオドしていたところ、

E外科医「ちょっとチクっとするからね」

と局部麻酔の注射を打ち、数分でそのアテロームという腫れモノを取り出したのです。E外科医がFさんを良く観ると、Fさんは既に意識を失い、白目を剝いていたのです。

E外科医「しょうがないな、ただのアテロームだって言ったのに。血圧も脈も正常だから5分もすれば、気がつくだろう」

と、言い残して、次の患者さんの診察に入って行ったのです。

結果は、E外科医の言った通り、Fさんは5分くらいで、ぼうっとした顔で意識が戻っていたのです。しかし、Fさんは、全身震えたままで、

Fさん「何があったのでしょうか……」

看護師「あなたの首のところに出来ていたのは、アテロームと言って、細い静脈の中に血管のゴミみたいなものが詰まる出来物で、あまり大きかったので、先生が化膿する前に切っておいた方が良いということで、切除されたのですよ。ただのゴミみたいなものが詰まった袋だから、癌でも何でもないのですよ。明日、もう一度消毒に来ていただければ、それで終わりですからね。ところで、どうしてそんなに怯えていたのでしょう」

Fさん「先生が、突然、首を切ると言われたので、余程悪性のものだろうと思って、家族にも知らせなければならないし、頭が混乱してしまって……」

看護師「そうだったの、ちゃんと先生の説明を聞いていないからよ！」

と、却って叱られたのでした。Fさんは、何か割り切れないような気持ちで、病院を後にしたのでした。

このように、外科医の説明は、往々にして、相手に誤解を与えることがあります。出来ることなら、患者さんの気持ちの変化に合わせて、柔らかく説明して貰いたいものです。

［4］外科医は見たものだけしか信じない

外科医は、豊かな想像力の資質を持ちながら、反面、自分勝手な想像が多いため、理論の構築が苦手なことが多いようです。内科医のように、あらゆる可能性を掲げて、一つ一つ検討して行くような時間を持てないのが外科医の診断から治療としての手術と言えるでしょう。

●「患部を開いてみないと分らない」という外科医の発想

そのため、外科医は内科医に比べ、詳細な検討は、「患部を開いてみないと分らない」という発想で、事前の検討・診断が少ないように思いますが、もう少し可能性を広く考えて手術に臨んでいただきたいものです。なぜなら、これまでの調査で、比較的多くの「予期せぬ事態」に陥って慌てることが多いからです。事前に詳細に検討した結果を、分かりやすく丁寧に、是非とも患者さんや家族に伝えて欲しいものです。

【事例】 45歳の外科医と62歳の男性患者Hさんの事例です。

全身の倦怠感と食欲の低下、胃部（専門的には、この辺を季肋部《きろくぶ》と言います）の激痛を訴えて開業医を経て、総合病院の外科へ紹介されて来た方です。
G外科医が担当となり、血液検査はもとより、胃カメラ、CTスキャン等々の検査が行われ、G外科医より「胃がんの膵臓転移ですね。即刻、切除します」という説明がHさんとご家族にあったのです。そして手術当日、麻酔前の注射でほぼ眠ったHさんが手術室へ入って来たのです。

G外科医「ただ今から、H様の転移性膵臓がんと原発巣である胃がんの全摘術を行います、皆さんよろしくお願いします。膵臓の状況にもよりますが、ターミナル（死の淵にある）である可能性が疑われますので、十分承知して対処して下さい」
この一言で、手術が開始されたのです。開腹に始まり、胃切除を終え、次は膵臓の全摘術に入ろうとした時に、G外科医は、突然、

G外科医「既に胆管に転移が認められますので、この部分の同時切除ということになります。かなりリスクの高い術式となりますので、皆さんそのつもりでお願いします。ご家族には、胆嚢に関しては、私が後で説明しますが、その前に胆嚢部分の切除の了解を得て来て欲しいのですが、I先生、お願い出来ませんでしょうか」
I外科医「分りました。現状をお伝えして切除の了解をいただいてまいります」
G外科医「I先生が戻られるまでの間、術式の変更と順序を決めましょう。5分程度で変更

を完了出来るくらいに決めてまいります」

　I外科医が急いで戻って来たのでした。

I外科医「了解をいただいてまいりました。その会話の内容に関しましては、看護師のJさんが逐語記録をしておりますので、後ほどご確認いただければと思います」

G外科医「有り難うございました。それでは全面的に予定を変更して、胆管の切除術を先行し、その後に膵臓の全摘術を行うことで一致しましたので、手術を再開します」

　このように、G外科医は、淡々とした表情で、術中に死亡することも十分に考えられる術式を選んだのです。

　この術式の変更に、手術室の外で待つ家族は、ほとんど諦め顔に変わって行ったのです。「もっと早く、教えてもらえなかったのかしらね」「そんなに大変な状態だったのなら、このまま死んで手術室から出て来る可能性の方が大きいということじゃない？」「もう二度とお父さんの生きた顔は見られないんじゃない？」と、俄《にわか》にざわついて来ていたのです。ご家族の焦燥と同時に、それほどまでに大変な事態であるとは知らされていなかった親戚一同が続々と病院に駆けつけて来たのです。

　結果は、言うまでもなく、Hさんは術中に臨終を迎えられたのでした。ご家族としては、泣いても泣ききれない気持ちであったと思われます。ほとんど詳しいことが分らない状況で手術が始まり、死亡して手術室から帰って来られたのですから。

　このケースは、後悔先に立たずですが、胃→膵臓と転移が診られれば、当然、胃の右となりの胆管、胆嚢を念頭に置くべきことなのですが、胆嚢に転移することは、通常は稀とされていますので、それまでの知識を盲目的に信じていたということも考えられないではありません。この点を念頭において、次の［5］に移ろうと思います。

［5］外科医は画像診断に頼る傾向が強い

　外科系の場合、目で見て初めて病巣が分ることが多いためか、往々にして論理性に欠ける点が多いのです。また、外科医は画像診断に頼る傾向が、内科系の医師より数段多いでしょう。患者さんや家族は、画像など見慣れていませんので、「ここが病変部で、これが切り取るところです」と言われても、正常な画像も知らず、何がどのように画像に映っているのかもよく分らない患者さんが多いにもかかわらず、簡単な説明で終わることが多いようです。

　時には、画像をＣＤにコピーして、「ご紹介下さった先生にお見せ下さい」と、説明を省略し、患者さんを紹介した開業医に説明をさせようとする医師も多くなっています。これこそ、数をこなさなければならない開業医にとっては、慣れない先端型の画像診断器機の画像を持ち込まれてもかえって判断に苦しむことも多く、患者さんは言わばお得意様であるだけに、はしょるわけにもいかず、大迷惑となることが多いということを、大病院の先生方は理解されていないようです。

●診断画像を修得するには10年の時間を要する

生きている人間の身体というものは、決して内科医の考えるように「理論的にはいかない」ものだという認識を持っているのが外科医の特徴のようです。熟練した外科医は、「一度の手術で、何度も予想通りにいかないことがあるか、起こるか、数えるのも嫌になる」と証言しています。それだけ人間の身体は複雑であり、未だ不明なところが多いということでしょう。

そのため外科医は、不慮の事態に対応できるように、なるべく詳細に検討するため、画像診断に頼ることが多いと推測されます。ですから外科医は、患者さんの画像診断を分かりやすく細部にわたって、患者さんや家族に伝えておく必要があります。この診断画像を見て理解、修得するには、通常の医師であっても研修医を経てさらに10年の時間を要すると言われています。

言い換えれば、研修医を終えたばかりの医師の画像読影能力は、先ずは当てにならないでしょうし、専門医と言われる医師は、それだけ長期にわたり、習熟するための経験を経ているということになります。

【事例】 先端医療器機は、読影に習熟した医師には、これ程便利なものはありません。歴史的に観ても、古きにあっては、杉田玄白が、オランダの解剖学書である『ターフェル・アナトミア』を翻訳し、〝人間の皮膚に隠れて見えないところは、このようになっている〟ということを世間に知らしめようとしたのですが、必ずしもこれをそのまま信じる人は少なく、『想像内臓図録』が最も広く知られていたのです。杉田玄白は、その時代の禁を犯して、実際に死亡したヒトの身体を知るためにメスを入れたのです。

その解剖図を観た医師達は、人間の内臓は、『想像内臓図録』とは全く異なることを知り、解剖学を然るべき学問として認めるに至ったのでした。その歴史は、手書きの解剖学書に始まり、今日では、写真・動画となり、生きているヒトの内蔵の状態を居ながらにして観ることが出来るようになったのです。

その結果、視診・触診が一般的になり、聴診、打診と発展して来たのです。ここで打診が、最も新しい順になっているのは、打診による診断が出来るということを人間が知ることになって、初めて人間の身体は「電気で動いている」ということが分ったのです。しかし、未だ、この点に関しては、一般の人たちには行き渡っていないのが現状であると考えられます。

前置きはここまでにして、この40年間、画像診断器機の進歩には、目を見張るものがあります。それまでは、レントゲン線（放射線）を通さない骨格の損傷や肺結核の結節、さらには、胆嚢結石や腎臓結石などを、外側を守っている皮膚を切らずに診るだけでした。それも、皮膚を切らずに診断が出来るため、外科手術を行わなくても、薬剤だけで治療が可能になったのです。

このような歴史は、時を追うごとに進歩し、骨で守られている脳内の脳や血管の病変（脳腫瘍、脳動脈瘤や脳梗塞など）、ミリメートル単位の肺がんや他の肺疾患などが早期に発見出来るようになり、これに伴い、若くして命をなくすことも激減するようになっています。

本書の冒頭に紹介しました睾丸の癌であるセミノーマなどは、仮に発見されたとしても、余程早期でない限り、ほぼ数ヶ月の命であると言われており、詳細に検査を行っても行い過ぎることはないと言われるまでに至っています。

喫煙などで招来しやすいＣＯＰＤ（慢性閉塞性肺障害：気管支喘息や肺栓塞）は、ＣＴスキャンの検査では、容易に肺が消失しつつある病変を診ることが出来ます。

また、脳腫瘍などは、きわめて進行が早く、仮に手術で切除したとしても、ほとんどが時既に遅しという悪性度合いの強い腫瘍が、進行を見極めながら手術を行えば、ほぼ全員が命を落とすことなく過ごせるようになっています。さらに二つの種類の腫瘍を外から見分けることが出来ますし、誤った手術を行わないで、薬物療法から始めることが出来ます。もう一つの悪性度の著しい腫瘍は、即刻、薬剤による治療とレーザーメスによる治療を選択出来るというほど、大きなメリットが見られるようになって来ています。

しかし、このようなＣＴスキャンやＰＥＴ－ＣＴ（ポジトロン－ＣＴ）などは、あくまで放射線を人体に当てる検査法ですので、これらの検査を選択するかどうかの判断により、患者さんの被曝線量が極端に変わって来ることもあり、患者さんによっては、過剰な検査を受け、そのために被曝による甲状腺がんを発病したという報告もあります。

そのため、今日、もっとも重宝されています放射線による画像診断器機も、適正なトレーニングを受け、マスターしてから日常臨床に適応するようにすべきでしょう。

もっとも身近な病変では、骨折があります。骨折の場合、外科的な手術を行わなければ元に戻らない時と、肋骨骨折のように手術を行ったとしても、全く意味のない場合もあります。

肋骨を骨折したと疑われる患者さんには、先ずは触診で診断を行い、さらに、骨折部分が肺に刺さっている可能性が疑われる場合に限り、詳細な放射線による検査が必要となります。

このように、ほんの少しの例においても、放射線による画像検査を行うべきか、止めるべきかを真剣に見極める必要があります。

尿検査や血液検査では、著しい傷害を残すような検査はありませんが、画像検査となれば、確実に放射線を人体に照射する可能性がありますので、慎重であり過ぎるということはないと考えられます。

ただ、これに対して、ＭＲＩ（磁気共鳴画像 Magnetic Resonance Imaging）のように電磁波を使って、身体の外部から見えないところを画像化する場合は、むしろ安全でしょうし、この電磁波による弊害は、未だ見つけられてはいません。

このように、医師の側では、容易に検査を行うだけであるという感覚かもしれませんが、現実的には、放射線を浴びるという、多大な被害を被ることもないとは言えませんので、行う側は勿論のこと、検査を受ける人たちも、その検査の有害性の有無について、良く説明を受けてから、検査に臨むべきではないでしょうか。

［6］外科医が画像診断に走りやすいという傾向のアポリア

外科医は、画像診断を神から与えられた聖なる器機と信じている傾向が強いため、現実の患者さんに症状を傾聴するより、画像診断に走りやすい傾向があります。

いろいろな先端医療器機が開発されればされるほど、器機に頼る医師が増えて行くのは自然の成り行きです。科学技術の発展は、即ち医学・医療の発展であるとも言えるとは思います。しかし、診療という行為は、「患者さんの訴え」あるいは「患者さんの苦痛状況」、「患者さんの苦悩状態」があって初めて行われる行為であるはずです。

しかし、今日の臨床では、「電子カルテ」の出現以来、〝先ずは、記録〟〝そして記録〟が先行しているため、パソコンのキーボードを叩き、記録しながら診療しなければならないという。しかし、この診療ではない作業に慣れていない医師が多く、画面とキーボードを必死に見ている医師の診療風景が、あたかも「模範的な診療風景」として根付いてしまったかのように見受けられます。当初は、「とんでもないシロモノを診療場面に持ち込んだものだ！」と、苦々しく感じていた医師達も、「記録を残しておきさえすれば、それで良いのだ」と考えるようになり、遂には、電子カルテという怪物に、完全に診療室を乗っ取られてしまったのです。

その結果、紙カルテの時には、患者さんの顔色を見ながら、患者さんの訴えを聴きながら、苦痛の程度を感じながら、紙のカルテにペンで、一つ一つ記録していたのです。これがキーボードと画面にとって変わってからは、患者さんそっちのけで、キーボードと画面に張り付いたように一生懸命記録に励むようになったようです。

日本の医師たちは、今までキーボードに親しむ機会を持ち合わせる程、英語・独語で論文を書かなかったということでしょう。

電子カルテのキーボードと言っても、ちょっと前までは、ただの英文タイプライターのキーの集まりだったのです。日本人は、未だにタイプライターに慣れていないということになります。また、日本人の医師は、海外文献を原文で読むことが少なく、当然ながら、英文や独文の論文を書いて世界に披露することが一般的にはなっていないということになります。

●本末転倒した思考の持ち主が外科系の医師に多い

今さら「海外文献を多く読み、自らの研究を英文や独文で書く習慣をつけなさい」と言われましても、現実的ではありません。先ずは、最も初歩的な行為として〝患者さんからの訴えに耳を傾ける〟べきでしょう。

外科医は、患者さんの訴えを一言、二言、聴くと、直ぐにでも患者さんをCTスキャンやMRIなどの画像検査に回してしまう、という苦情が多いようです。外科医が性格的に患者さんの訴えを傾聴できないのであれば、他の職種のスタッフが患者さんの訴えに耳を傾けるべきでしょう（もとより、診療を行う時には、これを補完する医師あるいは助手が、カルテ─診療録─の記載を行っていたのです。しかし、人件費の削減というより、IT産業の普及が、診療場面にまで侵入して来たと言えるでしょう。その結果として、使い慣れない電子カルテのキーボードと画面に出て来る記録という怪物に、医師達は完全に支配されることになったようです）。

その内容をまとめて、主治医に報告すれば、患者さんや家族から不満を言われることもなくなるでしょう。実際、調査でも、外科の主治医に「話しを聴いて欲しい」という患者さんの数は極めて少ないのです。患者さんは、自分の現状を「しっかり理解して欲しい」「話を聴いてくれるのであれば、主治医でなければならないとは思わない」というのが現実です。

多くの外科系の医師は、患者さんのゆっくり喋り、まとまりのない訴えを聴くのに、まったく慣れていません。むしろ、外科医は「機械に聴いてもらいたい」と本音を漏らす人も多いくらいです。外科医には、「傾聴」する習慣がありませんので、内科系の医師と同じような要求は受けてもらえないと思った方が良いのかもしれません。

外科医の本音を聴けば、きっと「患者さんのまとまりのない訴えを聴く暇があったら、画像解析をした方が早く手術に入れるし、その方が患者さんにとってもいいはずだ」と言われると思います。

今回の調査では、このように本末転倒した思考の持ち主が外科系の医師に多い、ということが判明したのです。

もし、外科医が〝手先を器用に使う職人〟であり、全身麻酔下の「生きた人間の身体を切り裂く」ことによって治療する専門家と仮定するなら、多くの外科医に、患者さんの心のケアを望むのは、不合理きわまりないと言えましょう。

むしろ、外科学を十分に修得した傾聴医（精神科医と思われるかもしれませんが、最近では、認知行動科学という科学に基礎を置いた〝自分で決めた行動に従い、自分の気持ちを変えて行く〟認知行動療法が主流となっているため、これを取り入れることにより、精神科医もまた傾聴する機会を失っている）という新しい専門医を作るべきなのでしょうか……。

【事例】ここでは、手前ごとで恐縮ですが、私のところの診療風景を紹介しましょう。前知識として、私の診療室では、陪席あるいは助手として、看護師あるいは心理療法士が傍に付き、診療録の記録を行います。記録に関しては、きわめて機械的な作業ですが、医師一人で診療を行うより、証人としての陪席者がいることにより、場が和むことが多くなります。私のところには、キーボードを見なくても、画面だけを観ながらキーボードを操作出来る職員が数名いますので、最近の電子カルテを導入することを嫌う必要はなかったのです。

しかし、初めて来診される患者さんのほとんどから、

「ここへ来て、先生から初めて顔を観て診察して貰いました」

「眼科の先生より、良く目を見て話して下さるのですね」

「先生と話していますと、今誰と話しているのだっけと戸惑うことがあります」

「顔と顔を観て診察を受けるなんて、何年ぶりでしょうか」

「パソコンの画面を見ないで、私の顔を観て話しを聴いたり、説明してくれる医者には、初めてお目にかかりました」

このようなエピソードを体験するたびに、電子カルテという怪物と付き合う気がなくなってしまったのです。ちなみに、キーボードに関しては、中学生の頃に、「オマエの日本語の字が読めない、いっそ、ローマ字か英語で書きなさい」と、先生から言われ、学生用英文タイプライターを使わせてもらえるようになり、5年くらいで、キーボードを見ないで記録が出来るようになりました。さらに、医学部に入った後も、ほとんどが英文や独文、露文、仏文、ラテン語文でしたので、読めない自筆の字を書くよりタイプライターで書いた方が試験の点数が倍増しました。以来、ワードプロセッサー、パソコンと、キーボードでの記載に関しては、画面だけを見て出来るようになり、顔を観て話しながらでも、キーボード・画面を見ることなく出来るようになりました。

私は、患者さんとは直接対面するほうがよほど良いと思いますので、現在もなお、診療室では、怪物の世話にならず、記録は陪席者、診療は、聴診器をはじめ、打腱ハンマー、懐中電灯、眼底検査機、鼻腔検査機、耳鏡などを使いながら、患者さんとのお付き合いに専念しております。

[7] 外科医は、「画像診断一辺倒主義」に陥りやすい

外科系の医師は、画像診断には絶対性を求める傾向にあるため、アーチファクト（人工的にできたゴミのようなもの）をも臨床画像として見誤る傾向が強いのではないでしょうか。もっとも、このような傾向は、外科に限らず、精神科医に至るまで普及しているようです。言い換えるなら、「画像診断一辺倒主義」が臨床医学・医療の世界を席巻しているのです。

●画像診断を見誤って切除しなくてもよい肺を切除した医療過誤

外科医には、「患者さんの回りくどい訴えを聴くより、CT画像を診た方が早く診断できる」という基本的な思考形態があるようです。しかし、患者さんは、機械ではなく生きている人間ですから、全身麻酔で眠らせて手術している時以外は、眼も見えているし、耳も聴こえているのです。ですから、まずもって、患者さんの訴えを一言でも聴くべきではないでしょうか。

患者さんの訴えを聴いた後であれば、すぐにでも、CTあるいはMRIなどの検査室に回せば良いはずです。しかし、ベテラン外科医の悪しき習慣を若い外科医が真似て、「患者さんの声など聴かなくても、画像診断さえきちんと行えば、すべてが判明する」という大きな誤解をしてい

ることがあります。器械はしょせん器械ですから、器械に映し出された画像を判読する目を養わない限り、器械は何も教えてはくれません。

あくまで、初心者は初心者であり、教授や中堅指導医のように、画像を一瞥しただけで診断できるまでには、やはり10年以上の時間と訓練が必要です。

先日、「肺癌ですね」と告知された患者さんの画像にあったアーチファクト（人工的ゴミ）を癌病巣と見誤ってしまい、切除しなくてもよい肺を切除するという医療過誤の報道で、病院は莫大な慰謝料を支払ったという事件が起こりました。

こうした誤診は、防げない訳ではないと思いますが、後を絶たないくらい頻発します。外科医が患者さんとのコミュニケーションを丁寧に行っていれば防げた可能性があります。

【事例】 28歳の女性Kさんが急激な腹痛を訴えて救急外来を訪れたのです。救急を訪れた腹痛の患者さんであれば、内科を通すより、即、外科へ回した方が良いだろうということで、Kさんは、J外科医の診察を受けることになったのです。J外科医は、患者さんを診るや否や、パソコンを前にして、キーボードに手を置き、

J外科医「お腹が痛いの？　激痛？　それとも渋り腹？」

Kさん「激痛です、痛くていたくて我慢が出来ません。それでここへ来たのです」

J外科医「外から診ていても、身体の中のことは分らないから、CTスキャンを受けて来なさい。話しはそれからだね」

Kさん「分りました」

と、検査室に案内され、CTスキャンを受けたのです。検査を終えて、診察室に戻ったところ、
J外科医「何だ、この水泡みたいなのは、大きな膀胱のような……これは、子宮だ！ 妊娠しているじゃないか、何でそのことを言わなかったのだ⁉ CTを行ったばかりじゃないか！ 胎児の命の補償はないかもしれないじゃないか！ もし、命があったとしても、放射線の遺伝子への多大な影響があるかもしれないじゃないか、何ということだ！ お腹の痛みは、切迫流産が原因じゃないか、すぐに産科に転送して下さい」と、打ち拉《ひし》がれたように、「ついていなかった、ちゃんと話してくれれば良かったのに」と、悔いるように独り言を言っていたのでした。

Kさんは、「妊娠中には、余程のことがない限り、CTスキャンを受けてはいけない」ということを全く知らなかったために、医師に申告しなかったというのでした。結局のところ、J外科医は、Kさんと家族に深謝して、Kさんの意思で中絶することになりました。そのため、切迫流産の落ち着きを待ってから、手術に入るという、実に回りくどいことになったの

でした。

どちらかと言うと、Ｊ外科医が、「お腹の中の変化を目で診たい、目で診て診断したい」という気持ちが先行したための事故とも言える状況でした。

外科医は、時として、このような誤りを行うことも有り得るということでしょう。

［8］外科医は、「悪しき患部は切除する」が基本哲学

外科系の医療は、基本的に「悪しき患部は切除する」を基本哲学としているため、切らずに治療するという方向性を見い出しにくいのが外科系の臨床医学・医療ではないでしょうか。どうもそのような推測が当たることが多いように思えます。

●手術件数が日本一少ない形成外科医

ここで一人の形成外科医について紹介しましょう。元より「彼にメスを持たせれば、メスの痕が残らない」と言われるくらい優れた技術を持つ外科医でした。

彼のところを訪れる患者さんは、〝交通事故で顔に怪我をして、外を歩くのも憚られる〟、〝幼少

時に誤って火の中に顔から落ちて、顎から下がケロイドになって、人に会うときも気になり、消極的な性格になってしまった〟、〝幼少時に、熱くなったアイロンを顔に当ててしまい、頬にアイロンによる火傷の痕が残っている〟と訴えて来院し、〝この傷が見えないように形成術を行って欲しい〟という切実なものでした。

このような時、この形成外科医は、これらの患者さんの訴えに対して、「これまでの生活で、困ったことがありましたか？」と、問いかけ、「もしあったとして、それは貴女にとって重大な心の傷に結びつきましたか？」と、再度確認し、「事故に遭われてからのこれまでの人生は、既に10年以上を越えていますよね。さらに、結婚をされて、二人の子供さんももうけられていますよね。お顔に傷を受けられて、その時は大きな心の傷であったでしょうが、今はいかがでしょうか。お顔を形成術で変える手術は危険を伴うものです。その危険を冒してまでも手術を希望されますか？」と質問します。そして、患者さんの回答をじっくりと待ってから、「これだけお考えになっても、形成術をして、取り返しのつかないお顔になるかもしれない危険を敢えて冒す価値がありますか？　まずはないと思われますね。現代医学のレベルであっても、さらに10年後の医学レベルであっても、恐らく同じではないでしょうか。さらに、お金もかなりの額が必要になりますよね」と、問いかけます。

外科医の話を聴いた患者さん達の90％は、手術の依頼を取り下げるというのでした。それでも、形成術を依頼される患者さんは、概ね10％はいらっしゃるというのです。

この話のモデルの先生は、今日まで語り継がれているほど、「手術をしない外科医」として有名な形成外科医です。この業績が高く評価され、大学教授となったという信じられないような事実です。

この有名な形成外科医は退官後、「形成外科には、絶対に必要な手術というものはないのです。施術したとしても、絶対に元には戻らないということを知ってもらった上で、手術を行ってきました。元々、人間も含めて生き物というのは、一度怪我をしたところに、再びメスを入れても、絶対に前より良くならないのですよ。この辺りのことを、患者さんが手術を申し込まれる動機などをじっくり時間をかけてお聴きして、それから手術の可能性を説明し、患者さんの皮膚などの状況と手術との関係を説明します。メスを入れないで、生活していただければそれ以上のことはないですよ、と説明するのです」ということでした。

この教授は、年間の手術件数が日本一少ないと言われています。さらに、手術件数がモノをいう外科系医療のなかで、手術件数の少なさが業績になっている外科医は、彼が初めてであるということです。

「悪しき患部は切除する」という外科系医療の基本哲学が、根本から覆された業績です。今日でも、この外科医は、「外科医の鏡」として高く評価されています。一方、この医師を〝外科医として認めない〟と抗議した外科医の一群がいましたが、結局、「一度メスを入れたら、二度と元には戻らない」という言葉に反論できず、旗を降ろしたと言われています。

【事例】 ここで、以下に記します事例に関しては、〝良い〟とか〝悪い〟とかの判別を言い合うのは一切止めて、先の形成外科医との比較を行ってみましょう。

患者Lさんについてある出来事を知ることが出来ましたので、ここに紹介してみましょう。Lさんの父親は、当初、教員生活をしていらしたのですが、教師間で起きた事件に巻き込まれ、遂には、50歳で正気を失ったままになってしまわれたのです。この事件以来、妻、子供は、全く父親とは付き合うことがなくなり、父親は10年間、一軒家に放置されていたようです。しかし、これを見るに見かねた長男が、やっとのことで、父に同伴して精神科クリニックへ連れて行ったのです。幸運にも、父親は、数ヶ月で奇跡的に正気を取り戻し、元気に外出が出来るようになったのでした。ところが、父親は、自動車を忘れるくらい長い間、現実からはなれた精神生活をしていたため、突然、自分の家の方に向かって来る大型トラックが見えなくなっていたのです。そして、父親は、家の前でトラックに跳ねられ即死状態であったと言います。

それから1ヶ月後、長男である患者Lさんと出会った友人が、「その顔は、どうしたの?」

と、問いただしたのです。

Lさんは、「親父の生命保険が降りたので、母親と二人で、二重まぶたの手術を受けたのだよ。顔に親父の残した金を遣って痕を残しておけば、死んだ親父も喜ぶだろうと思って」と言うのでした。

しかし、Lさんは40歳、母親は60歳。二重まぶたの手術を受けた当座の数年は、見違えるような目元ではあったのですが、親子とも、若返って行くような年でもなく、皮膚は弛むいっぽうであることは、誰が見ても明らかであったのです。そのうち、切った瞼は垂れ下がり、今までただでさえ細かった目が、なおのこと細くなり、二人とも目を開いてモノを見る時には、大変な苦労が必要であったと言います。

これだけの苦労を強いられたのですから、長男であるLさんは、黙っていることが出来なくなり、美容整形の医師のところに怒鳴り込みに行ったのでした。そこで見たのは、手術の契約書と誓約書を弁護士の名前入りで署名した文面であったのです。

即ち、「……この手術は、あくまで、一時的なものであり、加齢や外傷による病的変化に関しては、一切術者には責任が無いものとする。被術者は、如何なる変化に対しても、一切の苦情を訴える事はしない、更には、法的にも合法であり、告訴は行わない」と、虫眼鏡で見ないと読めないくらいの契約書を見せられたのです。そして、その美容整形の医師から、

「不都合を治そうとされるのでしたら、こちらで手術を行って差し上げてもよろしいのですが、……金額は、300万円程度であろうと思われますね」ということで、瞼が落ちて来ては、日常生活に差し障りがあるため、再び美容整形術を受けたのでした。

この親子は、以降、3年に一度は、手術を受け続けなければ、日常生活に支障を来してしまうのでした。何とも対照的な医師二人の話しであると思い、ここに紹介したのです。

[9] 外科医は、手術後のケアについての言及に乏しい

外科医は、患部を切除することに医療の目的を置いているため、切除後のケアについての言及に乏しいことが多い。多くの場合、手術後の経過に落ち着きが見られたら、即刻、内科へ移送となることが多い。

●「絶対に元の姿には戻らない」外科医の手術

外科医が手術を行えば、命は助かるが、「絶対に元の姿には戻らない」ことは、今更言うまでもないことです。そのため、「無用な手術は行わない」というのが、優れた外科医の基本的な哲学で

あると言われています。

したがって、手術を行わざるを得ない場合は、術後も、「手術痕がほとんど残らないようにする」のが、外科医としての礼儀・作法であると言われています。

逆に言えば、術後にありありとしたケロイドまがいの手術痕を残すのは、ある外科医の言葉を借りれば、「詐欺行為」であると言うのです。

なぜなら、患者さんの命を救うために致し方なく切り開くのであるから、切り開いた痕は、何も無かったように、可能な限り痕を残さないように、この上なく丁寧に縫合するのが常識であると言うのです。特に、日常的には、隠れていて他人には見えない所の縫合が重要であるとも強調しています。

【事例】 20歳の女性患者さんについて紹介しましょう。13歳の時に、左腎臓の壊死と膀胱の二重壁が見つかったのです。それまでの彼女は、排尿時毎に力まなければならず、方々の泌尿器科を巡り巡った結果、上記の疾患が発見されたのです。しかも、左の腎臓の壊死は、当初から判明していたのですが、二重膀胱壁は、手術の最中に見つかったといいます。

このような膀胱の奇形は珍しい病態であったため、医師団のほとんどは病態に目が行き、腎臓摘出と膀胱壁摘出・形成には目がいかなかったくらいでした。しかし、ただ観察している訳にもいかず、腎臓の摘出術、及び膀胱の形成術が終了した時点で、創部を閉鎖するのは当然のことでした。

しかし、ここで通常の初心者とベテランの医師との違いが明確になったのです。これを担当した医師は、腹壁の縫合術の時に、差し出された糸と針を見て、「もっと細い針と糸に変えなさい。若い女性である上に、これからの人生で、初めて男性の前で裸体を見せた時のことを考えて差し上げなさい。そこまで考えるのが外科医の基本ですね」ということで、細い糸で、通常の数倍の時間を掛け、通常の数倍針を通して縫合したのでした。

結果は明らかで、創部の痕はほとんど残らず、数ヶ月もすれば、手術を受けたことさえ消えてしまうくらいの見事な縫合でした。その後、その女性の母親が患部を見てもどこにメスを入れられたのか、どこが縫合されたところなのか、全く判別が出来なかったと述べていました。

[10] 外科医は、醜悪な手術痕を残すようでは失格である

外科医が患部の切除を第一の目的とする時、術後の縫合部に対しての配慮に乏しく、ケロイド

を残すような醜悪な縫合になっても意に介さない（美容整形外科を除いて）外科医は、外科医として失格である。

●患者さんに感謝される手術の成功例

手術痕に関しては、縫合部は通常より細い針と糸で、広い場所であればある程、通常では10針の縫合で十分と思われる時には、この2～3倍の縫合を行えば、手術痕は残らず目立たなくなります。患者さんが切除したことを忘れるくらいになれば、良好ということです。特に女性の場合、通常、見えないところには充分に注意を払い、傷跡は白い線がかろうじて残る程度まで、丁寧に縫合すべきであると言えます。ちなみに、明らかに切開したという痕を残す外科医は、「軍医殿」といって馬鹿にされるそうです。

【事例】ここでは、私の経験を紹介致しましょう。

年齢は36歳の男性Mさんで、受診動機は、〝自転車で街を走っている時に、子供とぶつかりそうになり、進路を左に変えたところ、お店のウインドウに顔から突っ込んでしまって、顔中ガラスの破片が刺さり、出血し、顔中血だらけになったのです。そのまま手術室に運ばれて来たMさんは、意識は清明でしたが、顔に刺さったガラス片で顔が痛くて、血液が目に入り、目も見えなくなってベッドに横たわっていたのです。

先ず、全身麻酔を行い、顔面全体を消毒し、次に、顔の表皮に刺さったガラス片を丁寧に取り去り、同時に傷跡を消毒しながら、縫合術を行ったのです。人間の顔には複雑な気持ちを表現する表情筋があるため、単に皮膚を縫合するという単純な術式ではなく、筋肉の緻密な縫合が求められたのです。そのため、針の形状は、半円を1/2 circleとして3/8 circleで行い、糸の太さは5－0という極細を使用して、可能な限り痕を残さないように縫合術を行ったのです。

Mさんの顔の傷はガラス片による傷であったので、傷跡はギザギザであり、そのまま縫合を行えば、縫合痕が残ることが確実であったのです。そのため、縫合を行うに当たり、縫合部分をクーパーで両方とも同じ形状に切除し、縫い合わせて行ったのです。

全体の縫合に約4時間を要し、ガーゼを乗せ、包帯で顔面全体を巻き付け、これを固定して、縫合術が終了したのです。勿論、ガラスによる傷は複雑で、感染症にかかりやすいので、抗生剤を処方し、全てを終了したのです。顔面全体の手術としては、時間的には早く終了したようです。

これだけの慎重さで行った縫合術であれば、元の顔に戻るとは言えませんが、きわめて元の顔に近くなると言えます。事実、Mさんからは、「元の顔が戻って来たので、本当に嬉しいです。ガラス面にぶつかった時は、二度と同じ顔には戻らないだろうと思っていました。丁度、頭に浮かんで来たのは、原爆の被災者の顔写真でしたね。顔全体がケロイド状になるだろうと思っていました」と言っていました。

「実際のところ、縫合術を経験して以来、出かける時には、いつも鏡を持って出かけていましたが、一度も不自然な顔だと感じたことはありませんでしたね。これが美容整形だと破産してしまいますね」と言って笑いを浮かべていました。

［11］外科医には、無意識の世界にサディズムが宿る

外科医には、歯科も含めて、無意識の世界にサディズムが宿ると言われます。外科医は、手術によってサディズムの解消が見られるという心理学者がいました（レオポルド・ソンディ：Leopold Szondi, 1893–1986）。

このことは、既に戦前から言われています。そのため、手術後の医師は、手術を行った後により深い爽快感を感じると言われています。この点は、今更と思われる節もありますが、現実に外科系医療を担う医師、あるいは、外科医を希望する医師は、「自らを知る」という意味で、十分に

念頭に入れておくべきでしょう。

●研修医をさぼった外科医の顚末

このことを理解できず、自らの無意識を否定し続け、遂には、外科を追われた外科医がいます。個人情報に触れない限りで紹介してみましょう

男性のN医師は、学生時代より〝喧嘩っ早い〟性格で、彼に反論すると、必ず喧嘩になり、暴力沙汰になるため、柔道部や剣道部などの武道に長けている同級生や先輩以外は、彼に反対意見を述べることはなかったのですが、逆に相手にされることもなかったのでした。彼は、卒業し、研修医になるに当たって、受け入れて貰えるところがなく、不承不承、母校より遠く離れた大学の外科医局に入局したのです。

入局当日より、「医局員の態度が悪い」と言って、医局員全員を相手に大喧嘩となり、この事件が契機となって、「N医師：手術室入室禁止」の張り紙が張られてしまいました。これに怒ったN医師は、他の医師が止めるのを払いのけ、自分が執刀医ではないにもかかわらず、手術室に入り込み、執刀医になったのです。

人間の身体は、執刀医が変わっても何の不都合もなく、手術が進む程単純ではありません。N医師は、どのような手術であるのか、把握していたのかいなかったのかも判然としない状況でした。

助手が手術を誘導する形で手術は進められたのですが、いかに経験豊かなN医師でも、大学で行う手術は、そのほとんどが一般の医療機関では診療することのできないケースに限定されているため、特別な訓練を受けた外科医しか、手術を成功に導く手だてはなかったはずなのです。

そんなところへ、場違いなN医師が突然やってきて、自分に何ができると思って手術室に入ったのか、まったく判然としないままでしたが、メスを握った彼は、どのような判断で手術したのかよく分かりませんが、膵頭部を切除し、これに繋がる胆管を切除し、「これで終了」と言いながら、「あとは、君たちで塞いどいて」と言い残して、メスを後ろ向きで投げて手術室から出て行こうとしたのです。

あろうことかN医師は、手品師でも困難な後ろ向きにナイフを投げるという危険な行為を何も考えずに行ったのです。驚いたことにN医師の投げたそのメスは、空中弧を描いて、手術台の患者さんの閉じる前の腹部に突き刺さったのです。

大学病院で絶対にあろうはずのない事態が勃発したのです。N医師は、格好を付けて手術室を去ろうとしたのでしょうが、喜劇映画のように場面が展開するはずもなく、患者さんの周囲にいたスタッフは、驚きとともに大声を上げたので、振り返ってこの情景を見たN医師は、「何やってるんだ、この出血は何だ、お前達は、何をやってたんだ！」と怒鳴り散らし、手術室を出て行ったのです。

当然のことながら、N医師は懲罰委員会にかけられ、「外科病棟及び外科研究室入室禁止」の処分となりました。N医師は、それでも自分の置かれている状況が理解できないのか、国家公務員でありながら、他所の医療機関でアルバイトを連続してこなしていたのです。

ご多分に漏れず、アルバイト先でも手術は手荒く、乱暴で、患者さんからの苦情が絶えず、数ヶ月で解雇されたのでした。もちろん、N医師の場合、「解雇」などと言おうものなら、病院を破壊するくらいの勢いで、怒りを露わにするため、「一応、常勤が整いましたので、N先生への感謝の気持ちは忘れません」と、大枚の退職金を手にしての退職でした。

大学病院の外での生活は、この醜態の繰り返しでした。大学内では、次から次へと彼のための職責が作られ、遂には、〝学生相談室長〟に任命されたのです。相談室といっても、月に一人来れば良い方で、いつもソファーに座って暇を弄ぶ毎日が続いたのでした。

N医師のいる相談室に偶然訪れた医学生がいました。この医学生は、境界型人格障害で、進級もせず、学校にも行かず、居場所を探しに相談室に来たところ、N医師がいたのです。

最初の対応が良いのは、境界型人格障害の特徴で、N医師が自分を信頼したように思えると、どんどん無理難題を投げかけて来るのです。しかし、N医師は、精神医学にはまったくの素人であり、興味も関心もなかったのですが、相談室で、いつも一人で、いつ来るとも分からない相談者を待つ鬱々とした気持ちと、一人で居場所を見つけに来た医学生との間に心の共振性を見つけたのでしょう。N医師の毎日は、この学生の面倒を見ることから始まったのでした。

N医師は、この医学生に対して、時には、猫可愛がりするかと思えば、躾とも虐待とも取れる行為をこの医学生に行っていたのでしたが、徐々に、暴力的な行為が多くなって行ったというのです。このままでは、恐らくその医学生の命が絶たれるまで暴走してしまうのではないかと思われるくらいでした。

その後、医学生は何とか卒業し、医師として旅立って行きました。しかし、N医師は、依然として相談室の中で、一人で過ごしていました。N医師は学生時代から、夕食は滅多に学生が近寄れない高級寿司店へ通っており、学生では珍しく付けの効くような客であったようです。毎日のように訪れていた、高級寿司店と高級焼肉店がN医師の行きつけでした。いつも、お店の人とは親しげに話し、一般の学生から見れば、高級サラリーマンに見えたくらいだったのです。

そのようなN医師が、相談室でいつ訪れるかどうかも分らない学生をじっと待つことなどできる訳がなく、結局、定年とともに、唯一医師応募のあった老人介護施設へ就職したのでした。通常、大学病院であれば、大学から求められて延長勤務となっても不思議ではないのですが、N医師の場合は、定年前に前倒し退職で、早期に定年を迎えたのです。その間、彼を迎える医療機関は、まったくなく、現在も介護施設の管理医として勤務しています。N医師は48歳で結婚し、少しは柔らかく、気も長くなったと思いきや、かえって立場上の責任がないため、大学の中を風来坊として行き来していますが、他は介護施設の顧問として、自室でいったい何をしているのだろうか。

この事例は、外科医不適応の医師が外科を専攻したばかりに経験したある種の悲劇とも言えます。このようなケースは、「実に稀である」と思われるかもしれませんが、今日の「医学部至上主義」という極めて偏った、しかも、誤った風潮により生まれた悲劇は、この度の取材で数限りない程見つかりました。限られた取材ではありましたが、手術中にメスを患者さんに突き刺した医師のケースが3件もみられたというのは、まさに異常事態以外の何ものでもないと思われます。

第二章のケースにしても、内科医が外科の手術を10数時間もの長時間に渡って行わざるを得なかった事態も決して、正常な医療とは言えないのではないでしょうか。

＊

ここまでは外科医の特徴を紹介してきました。この外科医の特徴を念頭に置いた上で、内科医が外科手術を行わざるを得ない状況に置かれた場合、「いかなる状況になるのか」ということを分かりやすく表した記録が残っていますので、ここに紹介することにしましょう。

この記録は、研修医を終えたばかりのまったくの初心者ともいえる内科系の医師が行った外科手術の記録です。その記録のなかには、内科系の医師からでさえも疑問に思われる記述も見られます。当然のことながら、外科系の医師からは、まったく基本術式を無視した素人の行為として蔑まれるかもしれません。

しかし、結論から言いますと、初心者の内科医の行った手術は間違いなく「成功」であったと言えるでしょう。しかも、この内科医から受けた手術に対して、患者さん自身が、心から感謝し、喜び、現在に至るまで忘れることのできない体験としている記憶していることに、これまで「忘れ去られていた」現実を見ることができるのではないかと思います。

この二次救急指定病院の初心者の内科医が、外科医が拒否した治療的手術を困難な事態の中で引き受け、しかも成功に至らしめたという事実は、内科・外科を問わずに臨床医学・医療全体として評価される行為ではないかと思われます。

しかし、現実的には、この医療行為が医学的に評価されるわけでもなく、内科的に評価されるわけでもなく、まして外科的スキルの高さとして評価されるものでもないのです。

この医療行為は、医学的な評価を受けるために紹介するものではなく、ある意味では、歴史的偉業として評価されるべきことなのかもしれません。

外科系と内科系の医療が明確に分離されている臨床医学・医療の世界にあって、初心者の内科医が、彼にとっては困難な外科手術を10数時間も掛けて、素人同然の看護師と二人で成功裏に成し遂げたという事実は、当然評価されるべきことと考えられます。

この外科手術の記録を読んだ外科医からは、実に単純な、しかも初歩的な手術であり、当たり前の外科手術の一語に尽きると言われます。さらに内科医からの評価は、彼の手術が取り立てて困難ではなく、初心者だからと言って評価するほどのことではないのでは、と言われます。初心者の内科医がそうした手術を成功させたからといって、どうしてそれほどに評価に値するのか、と思われるかもしれません。

私が評価する理由を述べるなら、初心者の内科医が施設・設備においても、手術経験とスキルにおいても、スタッフの人的状況においても、この上ない困難な状況において、彼にとっては極めて困難な手術を行ったことは、歴史的に評価されることは間違いない、ということなのです。

次章においては、この歴史的とも言える手術の記録を紹介し、読者の評価を受けてみるべきであろうと考えるのです。

第二章

初心者の内科医が困難な状況で外科手術を行うとき

［1］初心者の内科医が行った外科手術の記録の意味

内科医が、医師免許を持っているというだけで、致し方なく外科手術を行った記録があるので、ここに可能な限り詳細に紹介してみます。

この初心者の内科医は、臨床医学・医療の世界ではほとんど手術とは無縁と考えられ、しかも、時には、「注射できるの？」と嘲笑を買うことの多い、専門は心療内科であり、通常は精神科医と呼ばれている医師の行為なのです。

このケースを通して、初心者の医師に一貫しているのは、内科医の基本的な治療理念である「元に戻すのが治療である」ということなのです。外科手術の場合では一般的に「患部は切り取って患者さんを救う」という外科の理念とは、根本的に異なる理念をもって手術が行われていることです。

ここまで読んでいただければ明らかでしょうが、なぜ、二次救急の外科医が、この患者さんの受け入れを拒否したかということです。この患者さんは、決して「切り取り」を求めたのではなく、接合を願って止まなかったからなのでしょう。

その結果、〝純粋な外科医〟からは、「切り取りではないために」外科への受け入れ拒否に遭い、

〝純粋な内科医〟からは、〝内科的には、元に戻すことは困難〟として、受け入れを拒否されたのでしょう。

そして、どちらの〝純粋な医師〟からも拒否されたため、外科と内科の狭間に存在する〝心療内科医〟が、この接合手術を受け持ったと考えられます。もちろん、この外科手術は、〝医師であれば誰もができるはずの手術〟であったと考えられます。

この事例からも明かですが、それ程、外科系と内科系の医師達は、基本理念に忠実に働いていると言えるのでしょうが、これは決して患者さんのためにはなっていません。この手術記録が詳細に語っている最も重要なところは、この点だと思うのです。

［2］内科医の行う外科手術
――実に簡単な怪我ではあるが

35歳の男性Aさんが街を歩いていました。そこへ、自転車が猛スピードで走って来たのです。人通りの多い街の歩道でした。

Aさんは、久しぶりに街へ散歩に出たため、綺麗なショーウインドウを食い入るように見入っていました。自転車が走って来たときAさんは、丁度、両手でウインドウのガラスを押すようにして、中を見ていました。そこへ、突然、自転車が走って来たものですから、Aさんは驚愕して、身体が前倒しになり、倒れまいと右手で思いっきりショーウインドウのガラスを叩き付けたのでした。

Aさんの右手首から先は、あっという間に、お店の中へ飛んで行ったのでした。Aさんは、自分の右手首が無くなってしまったことを俄《にわか》に呑み込めなかったのでしょう。失われた自分の手首の付け根を見たり、自分の手首がお店のなかにあるのを見て、恐らく、錯乱に近い混乱を来していたようでした。

突然の衝撃で、気を失いかけていたAさんがあまりにも気の毒に見えて、周りの人たちが店の中へ入り込んで、飛んで行ったAさんの手首を拾ってAさんに手渡そうとしました。Aさんは自分の手首を手渡されても、如何ともし難い気持ちで受け取ることもできません。しかし、どこかに放り投げるわけにも行かないので、どう判断してよいのか分からない気持ちだったようです。

この光景を見ていた周りの人が119番へ電話をかけたようで、救急隊が駆けつけて来たのでした。隊員の一人は、Aさんが持っていた手首を受け取って、生理食塩水とガーゼに満たされた保冷箱の中へ保存しました。同時に他の隊員は、出血したAさんの手首にガーゼを被せ、肘の辺りをゴム管で絞め、救急車の中へ誘導したのでした。

救急隊員は、外科系の二次救急を受ける総合病院に患者さんを搬送する連絡をし始めました。

しかし、救急車はなかなか発進しませんでした。後日、救急隊員の証言によれば、いずれの二次救急病院も受け入れを拒否したということでした。

一次救急は、通常、初期医療と言われ、主に開業医が受け付ける救急システムです。一次救急では、人的スキルが限定され、診断器機、治療器機、治療チームがとても行き届かないと判断された時に、これに代わる高度医療を担う医療機関が二次救急医療機関と定義されています。

救急隊員は、Aさんを乗せたまま救急車を路上に止め続けるわけにもいかず、窮地に追い込まれていたのです。いつもは、何の問題もなく受け入れていた救急病院が、今回はあっさりと受け入れ拒否をしたのでした。

救急病院が受け入れ拒否の理由として返してきた言葉は以下のようでした。

「切れた手首をそのままにして、止血と手首を縫合するだけなら、実に簡単な手術なのですが、患者さんが手をくっ付けて元のとおりにして欲しいと言っているのでしたら、先ずは、五本の指が元のように動くことは不可能だと断定できますね。ですから、元の状態にもどらなくてもよいということであればいいのですが、患者さんの希望どおりには応じられないと言うことになりますす。術後に、患者さんの希望どおりになっていませんと、確実に告訴になりますからね。そのように、ハナから分っていることを受け入れる馬鹿はいませんよ」

ということでした。

端的に説明すれば、「基本的に、手首の血管の縫合の仕方は知っているのですが、神経の縫合の仕方には自信を持てないということです。それは致し方ないでしょう。うまく行っても指一本動くようになれば奇跡ではないでしょうか。そんな状況で、自信の持てない創傷の手術を試みて、失敗することが明らかなのに、わざわざ訴えられる手術をするほど馬鹿な医者はどこにもいませんよ」ということでしょう。

［3］誰もが知る必要のある手術の方法

このケースの場合、なぜ、多くの救急指定病院の外科の専門医が受け入れを拒否したのか、なぜ失敗を恐れ、告訴されることを恐れたのかという問題です。

私の経験では、よほど間抜けな失敗をしない限り、手首から先が切り取られた指の平部分を手首に縫合し、指は元より、手の平、手背の機能は元に戻すことが可能なのです。

受け入れを拒否した外科医が「確実に失敗する」と、なぜ、考えたのかということが最も大事なところではないでしょうか。多くの外科医は、難易度の高い手術であっても概ね受け入れるのが常識となっているのが、現代の臨床医学・医療の水準であるはずです。しかしながら、このケースをレトロスペクティブ（回顧的）に調査して行くと、日本人独特の決定的な弱点のあることが判明したのです。

先ず驚くべき誤認の第一報が、救急隊の隊員から入って来たのです。患者さんは、「神経を繋げない限り、指は動かないということを患者さんに伝えてあるのか？」そのことを知らないのじゃないのか」ということです。

さらに、「手首から先が切れてしまったのであれば、手首から先は、そのまま廃棄し、身体障害者として生きて行くことを勧めるのが常識じゃないの!?」という考え方が基本にあったそうです。もし、そうであれば、切断された手首から先は「切断したままにしておく」のが基本的な考えのようです。

臨床医学・医療の基本的考え方が、患者さんの意志に反して、まったく逆の方向に進んでいることが判明したのです。

現代の臨床医学・医療の考え方が、どのように進歩していようが、目前にいる患者さんは、「もう一度、自分の手で、モノを摑めるように生活したい」と望んでいるのです。この患者さんの気持ちと哀願するような心を無視できないのが医者としての「業（ごう）」とでも言うべき心ではないでしょうか。

ところが、現代の外科医は、「このような甘ったるい気持ちが、現実の厳しい状況判断を見誤るのです。だから、自分だけで責任を取り切れないのに、一時の感情で無理な手術を受けてしまうどうしようもない医者が増えている」と言われます。

私は、それでも構わないと思います。どうせ誰にも責任を負わせることのない開業医ですから、一人でどうしようもない医者になろうじゃないでしょうか、と腹を括るのが古きどうしようもない医者ということになるのでしょう。

(1) 事故当初の状況と簡単な手術進行の準備について

Aさんの切れてしまった手首から先は、依然として保冷箱の中に生理食塩水とともに浸けてあったのです。

Aさんの手首の切断面からは、少し中枢側(心臓に近い)に縛ってある紐を緩めると、出血する血液は、少なくとも5メートルくらい飛び散る勢いでした。

Aさんは、ほとんど意識障害と言えるような状況であり、「気をしっかりと持って!」と、言葉をかけることが無駄になるくらい意気消沈していたように感じられます。それくらい〝どうしようもない状態〟にいる患者さんは、自分の置かれた現実を受け止めかねて、現実を直視する感覚がほとんどなくなっていることが多いのです。

人間にとって、「あるべきものが、突然なくなった」状況を受け止めるのは、極めて困難なのです。ですから、患者さんには、話しかけても無駄であると考えた方が良いでしょう。

しかし、その場にいる人たちは、なす術もなく、ほぼ野次馬的になっている救急隊員と、居たとしてもあまりあてにならない看護師が一人でした。「あてにならない」というのは、スキルの有る無しとかではなく、患者さんと同じ心境に陥っていて、「あるべきものを失った人」という目の前の現実を飲み込めずにいるということです。

医師は、「あるべきところに、あるはずの手首がない」現実を呑み込めずに、ただオドオドしている患者さんと、この患者さんを見て、これから何が起こるか想像もつかないためにオドオドしている看護師の二人を落ち着かせる必要があったのです。

医師は、「現状の説明」などする必要はなく、患者さんの質問や不安に応えながら、他方で、看護師の「何を用意したら良いでしょう」「これは必要でしょうか?」「あれはどうしましょう」という意味のない質問にもしっかり応えるところに、医師の医師たる存在意義が明らかになると思います。

このような場面における医師の存在は、まさに精神科医そのものであると言えるでしょう。

こうした状況下では、医師は自信がなくても、自棄糞《やけくそ》になっていても、無理して平静を装う必要はないでしょう。普通の人と同じように平静でいられるはずはなく、平静さを保とうとすると、かえって不自然となり、周囲とかけ離れた存在となってしまい、患者さんはもとより、看護師まで不安を増幅してしまうことになるのです。

そのため、輸液を十分にできるように準備するばかりか、術医自身の水分摂取、排泄も考え、準備する必要があります。

術医の水分摂取には、直接経口摂取が可能なように、１５００㎖〜２０００㎖程度の標準補液用液を準備して、点滴セットを途中で切断し、直接経口で吸い込めるようにすることです。同時に、バケツを準備し、排尿は術中にも可能であるようにしておく必要があります。

これだけの準備がなぜ必要なのかは、手首縫合術には15〜18時間を要するだろうという予測で始めるからなのです。言い換えるなら、マイクロ・サージェリー（微小外科）に準ずる手術に長けた外科医の場合はともかく、ほとんど素人同然の内科医にとっては、これだけの準備は絶対に必要であるということになります。

(2) 患者さんへの麻酔は内科医が自ら準備すること

患者さんへの麻酔は、専門の麻酔科医がいるわけでなく、麻酔の準備も内科医が可能なかぎり行うことになります。通常、内科医が準備している麻酔薬は、バルビタール系の薬剤となりますが、これは呼吸抑制を招きやすく、常に患者さんの呼吸状況を把握しながら、少量ずつ、注射剤を注入して行く必要があります。

麻酔薬の注射は、医師がしなければならないため、麻酔薬の入ったシリンジ（注射器）は、最低でも10本程度用意しておくべきかもしれません。

手首縫合術には15～18時間を要するため、麻酔薬1本で30分から1時間程度の効果があることが分っているので、途中で止めることを考えると15本もあれば十分であろうと推測されるのですが、神経縫合を行っている時に、万一、患者さんが動いたりすることを考えると、呼吸抑制直前で注入を止められる程度に準備しておくべきであろうと考えられます。手術時間以外に余分な時間を要するため、多くの麻酔薬が必要になると推測されます。

最近といっても、既に十数年以上前のことですが、ヨーロッパでは、オランザピン（日本では統合失調症などの治療薬）の鎮痛作用を唱導する傾向が続いていて、実際に使用されています。5mgか7・5mg程度の量をザイディス錠（口の中で一瞬のうちに溶け、15秒程度で吸収される）で投与する方法です。

ザイディス錠の場合、消化器官のほとんどの粘膜から吸収されるため、沈痛と催眠がほぼ同時に始まり、注射をすることなく、患者さん本人の口の中に入れてやるだけで、他には何の準備も必要ないのです。しかも、仮に5mg錠で効き始めたとすると、短くても数時間は眠り続けますから、安全に縫合術を行うことができるのです。万一、少しでも動きが見られた場合、2・5mg錠を追加するだけで、再び安静を得ることができると考えられます。

しかも、直径8mm程度の錠剤であれば、水1ccあれば、錠剤の存在がまったく分らなくなるくらいに解けてしまい、口の中に入れてやれば十分に吸収され始めるのです。したがって、誤嚥の心配もなく、同時に、呼吸抑制の心配もなくなるのです。さらに、通常の眠りに入れるだけではなく、ある報告では、末期癌の疼痛にも著効を示したというのですから、術中の痛みにも影響されることなく、手術を進めることが可能になるのです。

（3）手術の開始と留意すべきこと

医師であっても、解剖学は数年以上前に行っただけなので、手首のような動脈・神経・筋の細かい解剖所見を憶えているわけではないため、いつも持ち歩いていた〝Pocket Atlas of Anatomy〟（解剖学のポケットブック）を横において置いておくと助かるでしょう(10)。

手術といっても、動脈の縫合と結紮《けっさつ》、神経の縫合、静脈の結紮と縫合、さらに腱の縫合と靭帯《じんたい》の縫合だけなのです。問題は、これを行うそれぞれ異なった部分の縫合の手順を含めた方法だけ、上手にしなければならないと言うことです。

手首の動脈は、肘の辺りでゴム管で締めつけて、強めたり、緩めたりしながら行うと早く進められます。緩めた時に、突然、飛び散るように出血が認められた場合は、この動脈から縫合すべきだと確認できます。動脈の場合、千切れた状態にあるため、切れた動脈の千切れた部分は、同じような形で千切れているため、それぞれ両者の端をペアン（止血鉗子：皮膚や血管を挟む器具）で挟み、千切れた部分をクーパー（歯が円形になったハサミ）で形成するように切り取り、細い針で縫合し終わったら、ゆっくり締めてあるゴム管を緩めてみます。

その縫合部から出血が見られなかったら成功と判断できます。それ以降は、同じ方法で動脈の縫合を進めていくことになります。動脈の縫合と同時に行うのが神経の縫合です。この部分の神経は、指先の細かな動きを行うため、思ったより太いので、縫合は場所と方法さえ間違えなければ、比較的容易です。

この部分の神経は、平べったく、黄白色であるため、見つけるのは容易で、縫合も簡単です。平べったい神経を縫合するには、表裏・方向を間違えなければ、必ず電気が通るようになると考えて良いのです。

切れた神経の端同士を繋ぎ合わせるのは、極めて高等な技術を必要とするため、一本の神経の表の上に、切れた相棒の裏を乗せて、細心の注意をはらって神経チューブに傷を付けないようにして、神経を纏めている結合織《けつごうしき》を針でかがる縫合術がもっとも緊張する一瞬であろうと思います。

この方法であれば、外科の専門医でなくても、確実に神経を縫合することが可能です。このような神経縫合術の成功率は、85％以上であると言われています。そうであれば、抹消神経の縫合の場合、何も脳神経外科専門医に頼ることなく、きわめて容易に神経を縫合できるということになるでしょう。

さらに、神経縫合術について内科医の感想を聞いてみると、「脳神経外科医や整形外科医が手術成功率を１００％近くに高めるために、逆に言えば、失敗する手術の可能性の高い手術を拒否するのなら、たとえ内科医が失敗したとしても、15％の失敗率なので、内科医は外科手術の専門家でないために、失敗が当たり前として受け止められるなら、内科医が神経縫合術を行った方が成功率ははるかに上がるばかりか、手首から先の無い、あるいは腕の無い〝障害者〟を作り出すことが激減するのではないか」という言葉さえ聞こえてくるのです。

血管の縫合術については、ほとんど聞くことのない「法と医療の狭間の問題」が、神経縫合術となると激増するのが今日の現状です。なぜ激増するのか、と言いますと、この問題はまさに「手術忌避に対しての告訴」という刑法と民法を合わせ持つ訴訟だからなのです。

外科医が自ら医師としての存在基盤である「手術」を忌避するのは、医療事故による告訴という現実の損得や利害をあまりに強調するからなのです。患者さんは外科医の「手術忌避」によって、これまでの自由な生活を続けられなくなり、突然、障害者として健常者とは異なる不自由な生活を強いられ、肉体的不自由のみならず、精神的な苦痛をともなった不遇な生活を余儀なくされてしまったのです。

これらの患者さんが告訴するに至る原因を作り上げたものは、やはり外科医による「手術忌避」ではないかと思うのです。

外科医が基本的手術法を学んで真摯に対応していれば、ここまで告訴の増加現象をみることはなかったでしょうし、社会現象にまではならなかったでしょう。あまりにも先端医療器機に頼りすぎたツケが回って来たとも言えるのではないでしょうか。

このような取り返しのつかない社会現象に至った原因については、後で再度、総括として述べることにします。

(4) 縫合の最終仕上げで注意すべきこと

運動筋は、引力に従う筋肉とそれに反対する動きをする筋肉が主なもので、回転する筋肉は、極めて少ないのです。そのため、手首を手術する場合、腕を前に出して、手首を挙上する筋肉の縫合と引力に従う筋肉の縫合が主体となります。

これについては、手術を始める前に準備しておいた『解剖学書』を見ながら縫合してもまったく問題ありません。むしろ、「急がば回れ」の喩えのように、ゆっくり施術した方が、手首だけでなく、指の運動も楽になります。

手首部分の手術についても言えることですが、可能な限り切り捨てる個所は最小限とすることです。仮に筋肉を切り離したとしても、同一個体であれば、他の組織であっても同一化、あるいは接着に使用できるため、筋肉であれば、捨て去ることは無用と考えることです。同様に、腱・

靭帯であっても短縮した部分の補充・充填に使用することができるのです。

言い換えれば、最終仕上げの縫合手術にあっては、切り捨てる箇所は、最小限にして、使用可能な限り補充・充填に利用することです。特に、進展側（外科手術の適応範囲）に多く充填することが多いのは言うまでもありません。

この手術が終われば、皮膚の縫合となります。手首は、思いのほか伸縮する部分であるため、可能な限り細い針と糸で縫合する必要があります。具体的には、大体、5㎜間隔の縫合です。

再び、縫合された手首部分の全容を点検すべきでしょう。縫合時に乾燥した血液が縫合部分についているのを酒精綿で拭き落としながら、全体の縫合状況を確認して行くことが合理的です。

一番最後になるのが、患部のギプス固定です。前腕の中枢側からギプスを巻き始めます。創部全体にわたって、圧排を防ぐため、動脈・神経などの縫合部分を保護しながら、ギプスを巻き続けます。

ギプスは時間とともに硬化していくため、巻き付けに多くの時間を費やすわけにはいきません。しかし、弱い縫合部分については、特に慎重に巻き続ける必要があります。ギプスは、中枢部分から乾燥し始め、硬化していきます。この状態を確認しながら、指の先端部分まで慎重に巻き続けます。各々の指を個別に巻き付け、自然な彎曲や伸展を確認しながら完成して行くのです。

中枢部から抹消部分まで、全ての患部が固定したことを確認したら、次は、ギプスに窓を付ける必要があります。ギプスに窓を開けることにより、固定された部分の血液循環や神経の反応を知ることができるのです。

患者さんは、生きた手掌・手背を確認できるため、心理的にも安心できます。また、窓を通して、痛みを感じることもできるため、自らの手が完全に縫合されたことを確信できるのです。同時に、患者さん自ら、感染の有無を確認できるため、早期に処置を行うことが可能となります。

ギプスの固定が完成すれば、あとは患部の安静を保つことが残りの作業となります。患部のある手首を布で固定することにより、安静が保たれます。これで、手術の成功によって患者さんの安心した気分を確認して、「すべての手指がもとに戻ることを期待しましょう」と、これから先の経過に期待を持てるように話しかけることです。

もちろん、手術が100%確実に成功するとは限らないのですが、その点については、患者さん本人がギプスの窓から、自分の手の回復度合いを確認しているため、余計な口出しは不要と思われます。

(5) 術後の経過観察とギプスの取り外し

術後は、細菌感染について詳細に観察する必要があります。基本的な感染を予防するため、7日間から10日間は抗生剤の処方が必要になります。それ以降は、ギプスで固定されていない中枢側を詳細に観察する必要があります。手術創部に感染が見られる場合は、中枢側にまで及んでいることが多いため、発赤《はっせき》（皮膚や粘膜の一部に炎症がおこり、充血して赤くなった状態）しているのが見られるはずです。特に腋下リンパ節が大きく腫大《しゅだい》している場合は、確実に感染していると推測されるため、即刻、比較的強力な抗菌剤を処方する必要があります。

抗菌剤の処方については、内科医は比較的一般的なメチシリン系の薬剤を処方することが多いのですが、このような創傷の場合は、ニューキノロン系の強力な抗菌剤を処方するべきでしょう。術後初期の感染予防については、メチシリン系などの抗生剤で十分かもしれませんが、このケースのように、受傷後、かなりの時間を経ている場合、その間に感染していることが十分考えられます。そのため、内科医が得意とする、上気道感染などに使用されるメチシリン系あるいはマクロライド系の薬剤は無効なことが多いため、当初からニューキノロン系などの抗菌剤を処方する方が無難と言えます。

創傷部が感染している所見さえ見られなければ、概ね手術は成功したと言えるので、術後の観察は、感染予防になります。感染さえしなければ、自然に縫合されていくと考えるのは、人間の修復ホルモン（ＤＨＥＡ：デハイドロエピアンドロステロン）の成せる技であることを信じてよいと思います。

ギプスカッターで、創傷部中枢に近い所から切断して行き、縫合部にギプスの重力が平均して分散するように切断します。ギプスと皮膚の癒着が見られなければ、縫合はほぼ成功したと言えます。指の部分のギプスは、小さな破片にしながらカットしていきます。その間、指が動いていれば、すべてのギプスを切り取っても問題ないでしょう。

すべてのギプスが切り取られると、縫合部分は乾燥しているので、患者さんは、こわごわと手指・手首を硬直させます。

患者さんに「手を握ってみましょうか」「手の平を広げてみましょうか」と指示して、一本、一本の指をボールペンで指しながら、すべての指が動いていることを確認します。もちろん、手首も動いています。すべての手術は成功したことになります。

患者さんに少しずつ指を動かして行くように指示して、長かった1ヶ月もここで終了となったのです。患者さんは、信じられないような表情で、しかし、喜びながら病院を後にするのを見送りました。

患者さんからは、それ以降、10年経過した後でも何の連絡もなく、音信不通です。音信不通であることは、手術が成功したことを表しています。もし、手術に何らかの不具合があったとすれば、民事訴訟になるなり、何らかの連絡があったはずです。しかし、何の連絡もありませんので、手術はすべて成功したのです[11]。

このような事例について、次章で若干の討論を行うことを提案しようと思います。通常であれば、外科医による一男性の外科手術の症例検討会ということになりますが、この手術を執行したのが内科医であったことにより、議論は、一義的に終えることはできないと思います。

*

初心者の内科医の外科手術の全貌を紹介しました。外科の専門医から見れば、かなりの個所で、このようなことはあり得ない、外科医であればやらない術式であるなど、個別的な対応においても不可思議なところが見られると思います。

このケースについての症例検討会が、外科医を交えて行われたなら、医師免許を持っているだけの素人医者の仕草と酷評されるでしょう。このケースを担当した内科医は、初心者ながら全身全霊を込めて手術して成功したと思われます。しかし、一生懸命に手術したからといって、現実的には、極めて大きなリスクを犯したことはぬぐい去れません。

同時に、この手術を断り続けた二次救急の医療機関、外科医集団の診療拒否を隠し通すこともできないでしょう。

どちらに軍配が上がるかは、読者の立場によるでしょうが、「手術拒否の動機は動機」「結果よければすべて良し」と安易に分離して考える事態でもないでしょう。

外科医が手術を拒否して、患者さんに利き手の手首から先の無い「障害者」としての人生を選んでもらうのか、このケースの内科医が選んだ、極めてリスクの高い手術を選ぶことにより、「障害者」となるべき人を一人減らした行為が評価されるのか、一つの話題提供にはなると考えられます。

一般的に言えば、外科指向の医師と内科指向の医師とを比較してみても、両者ともに、こうしたケースに遭遇することは先ずあり得ない、と言えるかもしれません。

しかし、今回紹介した初心者の内科医による外科手術は、外科医が手術を拒否したため、致し方なく心療内科医という日常的にはメスを持つことのない医師が手術を受け入れ、応急手当ではなく、根治治療を行ったのです（なお、今日では信じられないことでしょうが、この心療内科医は、元は病理学教室に在籍していた解剖のプロでした）。

ここでは、先に外科医の特徴を紹介しましたので、今度は内科医の特徴を最大公約数として紹介してみましょう。繰り返しになりますが、「身体が元に戻ることを願いながら治療を行う」内科系の医師と「悪しき患部は切除する」を基本哲学とする外科医は、治療観の相違にもかかわらず、両者とも患者さんの幸福のためを願って治療を行います。

ですから、不幸な結果だけを考えて、治療を拒否する医師は、絶対と言っていいくらいいないでしょう。しかし、外科医と内科医の治療観の違いが思わぬ結果をもたらすこともあるのです。

次章では、内科医の特徴を考えてみましょう。

第三章

内科系医師の特徴を考える

先に、外科系の医師の特徴をゾンディの心理分析による職業選択との関係で概略を記《しる》してみました。心理分析による職業選択上の対比は困難ですが、外科医と同じように、内科系医師の特徴をここで挙げて見ることにしましょう。(1)〜(9)

[1] 内科系の医師の特徴

内科系医師の特徴を外科系の医師の特徴と対比して紹介する中で検討してみましょう。(12) もちろん、内科系医師のなかでも、専門科によってはまったく異なった集団の集まりとして見ることもできるでしょう。

内科医には、内科学の中に幾つかの大きく異なった側面や傾向があるため、内科医の治療観や特徴について、一義的には記せないところもあります。基本的には、内科医への選択動機は、出血を見ない非観血的診断・治療を基本とする医学を望むという人間的性向とともに、たとえ外科手術を行ったとしても、患者さんの身体を可能なかぎり元の状態に戻すことを基本理念に置いています。

そのため、ゾンディの分類では、「豊かな観察力と想像力」に基づいて診断・治療しようとする動機が基本的であるとされています。

例えば、呼吸器科を専門と自認する医師と循環器科の医師とでは、素人目にもまったく異なった集団に見えます。

初めて訪れた患者さんに対しては、呼吸器科の医師も循環器科の医師も、「主訴」を聞いてから、次に聴診器を使うでしょう。両者の違いは、この聴診器を使う時点から異なってきます。

呼吸器科の医師は、呼吸音に耳を澄まして聴き入ります。呼吸音でしか判断できない病巣の存在を知る医師であれば、全肺野にわたって時間をかけて聴診します。時間をかけて聴診するといっても、今日では5分間も聴診する医師は、呼吸音で診断するかもしれませんが、この段階で診断を下し、処方に至る医師は稀です。

今日では、「胸部のCTを撮って来て下さい」と、先端医療器機での診断へ進むのがほとんどの医師だと思います。この意味でも、呼吸器科の医師は、循環器科の医師より「時間をかける」のです。

呼吸器科の医師に対して、循環器科の医師は、脈を診ることはほとんどしません。「主訴」を聞くか聞かないうちに、聴診に移り、その間に「心エコーを受けて下さい」と指示するでしょう。

このことからだけでも、循環器科の医師は、呼吸器科の医師より明らかに気が短いと言えます。

もちろん、循環器科の疾患では、5秒の遅れで死を招く疾患であることを知っておかなければなりません。突然の大動脈破裂は、処置の遅れにより、ほとんどが死亡に至っているのが現実です。

循環器科のこの状況を詳らかにする一つのエピソードを紹介しましょう。

内科の開業医から総合病院の循環器科の部長宛に、「65歳の女性が、心筋梗塞を起こしたようなので、然るべき精査をお願いしたい」という依頼がありました。

循環器科の部長は、開業医とは違うところを患者さんの家族の前で見せることで、「総合病院に紹介してもらって良かった」と思ってもらいたいという義務感に駆られます。今日では、「心筋梗塞は、ほとんどストレスが関与している」という先端的医学知識をもって患者さんに問診を試みたのです。

「最近、何かストレスを感じるようなことはありませんでしたか?」と、問いかけましたが、患者さんは、「ストレスですか……ないですね。毎日楽して生活していますから」と答えたのです。

部長としては、ストレスの有無に関して確認したから、この点は否定できると思ったのです。

ところが、この患者さんのこれまでの客観的な事実経過を辿って行くと、3年前に5人の子どものうち、唯一の男子であり、後継者として大事に育ててきた長男が悪性腫瘍で他界していました。患者さんにとって長男の突然の死は、「人生の中で、決して忘れられない、受け止めきれない程の大きな衝撃」で、「ストレス」と外国語で表現するような軽い出来事としては認めていなかったのです。

事実、部長の問診に対して、患者さんは、「ストレスですか……ないですね」と答えていたわけです。

このような単純な問診の中でも大きな行き違いが生じていたのです。同時に、そのことが循環器科部長の大きな判断ミスとなったのです。問診の短さだけに判断ミスの原因があるわけではありませんが、患者さんに詳細な確認をしないまま、「ストレスはない」と判断してしまったのです。

この場合、部長はもう少し質問の仕方を変えて、「これまで貴方の人生を変えるような大変な事件とか、とても受け止めきれない辛い出来事とか、忘れようと思っても、とても忘れられない悲しいこととかがありませんでしたか」と聞けば、直ちに「長男の死亡という、とても受け止めきれない、涙も枯れ果ててしまったくらいの衝撃的な出来事が、つい3年前にあった」ことが判明し、かなりのストレス体験と、辛いやり切れない日々を過ごしてきたことが推測され、今回の心筋梗塞も、その辛い体験とは切り離せないであろうと推測されたのです。その結果、「心のケア」担当者がスタッフとして選ばれなければならなかったはずです。

まさに、先端医学知識の「心筋梗塞とストレス」の関係についての理解が浅かったというより、部長の気の短さと問診の短さが加わり、詳細に聞くことを省略してしまい、大きな判断ミスにつながったと言えます。

同じ内科医でも、専門医でありながら同じ誤りを犯す〝にわか〟心療内科医も少なくないということも知っておいて良いかもしれません。
内科医を特徴づける大まかな前置きを一つの知識として理解していただき、共通する特徴を具体的現実に則して記載してみます。

［2］内科医に共通する特徴の現実

内科医は基本的に先に記したように、出血を見ない非観血的に、「患者さんを元の状態に戻す」という視点から診ようとしますので、「患部は切り取る」という発想はないはずです。

しかし、このような内科医の発想は、「薬ですべてを解決させよう」という流れになりがちです。薬剤がすべてを解決してくれるのであれば、処方で診療のすべてが終了することになります。今日、薬物での治療がすべての治療に優先していることに、何らかの問題が孕まれているのではないでしょうか。

一つには、内科医に患者さんが一つの主訴を発すれば、「一つの薬剤が内科医の脳裏に浮かぶ」ということになります。もし、そうであれば、一つの主訴に対して一薬剤か二薬剤を処方することが慣習的になって、診療行為はそのまま自動販売機システムと同じになると思います。

例えば、既に社会問題になっているように、内科医は、患者さんが診察室に入るや否や、パソコンの画面（電子カルテ）を見たままで、患者さんが訴える一言、二言の言葉を主訴として捉え、すぐに処方すべき薬が浮かばない場合は、次に血液検査とＣＴスキャンかＭＲＩの指示を出します。患者さんは、指示されたとおりにこれらの検査を受けに行きます。再び診察室に戻ることもなく、「次は2～3週後に予約して帰って下さい」と言われるままに、次回の診察日を予約し、会計を済ませて帰るのです。

もちろん、「何のために、どんな可能性を考えて、どんな検査が行われたのか」はまったく知らされずに、次回の診察日を待つことになります。この初診時から次回の予約日まで主治医に会う機会はなく、自宅で不安になろうが、苦しくなろうが、痛みを感じようが、自分で解決しなければならないのです。

このような患者さんは、次回の診察日まで我慢できない痛みや苦しみがある場合は、その総合病院を紹介してくれた開業医へ相談に行くか、大手のドラッグストアへ行かざるを得ないのです。

ここにも外科系と変わらない「患者さん不在」の臨床がまかり通っているようです。

●内科は本道であり、外科は外道か

内科医にとって大切なことは、患者さんの顔を良く見て、視線を合わせて訴えを聴くことです。言い換えると、「患者さんを初対面の一人の人間として見る」ことだけで充分、内科医の力量が発揮できるのではないでしょうか。

このことは、80％の患者さんからの訴えを基にして得た結論であり、臨床の基本と言えます。「患者さんを初対面の一人の人間として見る」なら、内科医の本領である、「可能性の推測」、「可能性と想像」、「元に戻す可能性を十二分に発揮する」ことになります。

内科は本道であり、外科は外道という考えがありますが、内科医は、外科医のように「身体の悪しき患部」を切り取るという意識はなく、患部をいかに進行しないようにして消滅させるか、いかに収拾させるかを第一義的に考えます。

【事例】最近では、内科医も留置針（注射針を血管に入れっ放しにして、点滴を長期間続ける）をはじめとして、メスを持つ作業が多くなって来ています。この血管に針を入れたままにする作業は、先ず、血管を覆う皮膚にメスを入れ、その下の血管に針が入るようにメスを入れます。最も初歩的な、内科医の行う外科処置となります。

その次が、中心静脈への点滴注射になります。これも、内科・外科を問わず、医師であれば誰でも実行可能でなければならない処置とされています。これは、鎖骨下静脈に、直径1㎜以上の注射針を刺し、心臓近くまで刺し入れます。両者とも、簡単な静脈注射などを行う橈骨皮静脈注射（あるいは尺骨静脈も含む）では、注射される液量が不十分なため、大量に注入する時に行われます。言い換えれば、重篤な、しかも緊急を要する大量の補液の必要な時に行われます。さらに、注射針を刺した後に、確実に血管内に挿入したことをレントゲン写真で確認する程、慎重さが求められます。

このような手技は、あたかも外科的な処置のように見受けられますが、実のところ、この処置は、「悪しき患部を取り除く」行為ではないのです。敢えて言えば、針の穴が開いたという意味では、細胞が破壊されていますが、痕が残ることはありませんし、さらに目的によっては、血管内への大量の薬剤や他の液体の注入であっても、その結果として、消失した身体細胞は微量中の微量であり、身体に後遺を残すことは一切ありません。この処置は、大量の補液のための注射処置の一つであり、身体の全ての部分で、元に戻らなかったところはありませんから、その意味では、メスを使用したとしても、この処置は、内科的な処置であり、決して外科的な処置とは言えないでしょう。

この処置の延長上に考えられるのが、狭心症や心筋梗塞の治療である「ステントの挿入」（細くなった冠状動脈の中に、詰まらないようにするため、血管内に樹脂性や金属製の籠を挿入する処置）を行うことにより、心臓の筋肉に血液を送り込めるようにして、患者の命を救う処置が行われるのです。

この手術は、数ミリメータの籠を腕の動脈か、鼠径部《そけいぶ》の動脈から心臓の外壁の血管に送り込むのです。血管が詰まれば、心臓の筋肉に栄養や酸素が送られなくなるため、そのまま心臓停止となるのを防ぐ手術です。ここでも、この手術の基本的な意味合いは、あくまで、血管が潰れないように補強することです。一切の切除や破壊はありません。この意味で、内科の行う手術は、徹底して、「本道」と言えましょう。

しかし、外科医はもとより、内科医にあっても、自らの基本理念が「本道」であることに気付けないところに、今日の臨床医学・医療が進歩しきれない問題が残るのです。

［3］内科医には外科系の技法を「外道」と見る基本理念が認められない

今日の内科医には、外科系の技法を「外道」と見る基本理念がまったく認められないのが現状です。そのため外科的な療法であっても、内科医が自分たちで可能な限りやってしまうという傾向があります。しかし、技術的にも基本的指向性においても、とても外科専門医に勝るとは考えられません。内科医の失敗例として表面に出てこない事例がかなりの確率で存在することが判明しています。

外科系の医師は、「悪しき患部や蝕むモノを切り取る」という基本的な治療理念と指向性を持っていると思われますが、先の留置針一つとっても、内科医は専門外科医の技術にはとても勝てるものではありません。

内科系の医師は、外科系の手慣れた医師に技法を習いながら、もう一方で自らも外科的な処置ができるように鍛錬すべきではないでしょうか。

一般的に言えば、総合病院で当直となりますと、目前に緊急の治療を要する患者さんがいる場合、「私は非観血的な内科医ですから」と叫んだとしても、空しいだけです。

自分が所属する医療機関で治療できないから、他の医療機関へ搬送して下さい、と言うわけにはゆきませんから、内科医であっても、外科救急は習得しておかなければなりません。他の医療機関へ搬送している間に、患者さんが急変した場合、ほとんどが告訴され敗訴となります。

もちろん、内科医であっても外科医であっても、一度でも治療拒否して患者さんのタライ回しの癖がつきますと、往々にして「タライ回し病」として発病するようになります。初心者の内科医が自らの力量では到底対応できない患者さんであれば、他の医療機関へ紹介しても致し方ないのでしょうが、「もし手術に失敗して告訴されるくらいなら、他所の医療機関へ回しておいた方が無難である」という医師が増えている現状を考えますと、内科医であっても外科救急は習得しておく必要があります。

ある指導医の先生は、「日本の医者が自分の治療力量と患者さんの置かれた状態とを対比して考えて、『告訴されるのではないか』と畏怖の念を抱いているわけではなく、『なるべく楽に日常を送りたい』という願望からのようですよ」と証言されています。決して「告訴恐怖症」ではなく、「君子、危うきに近寄らず、楽な日常診療で毎日を過ごしたい」という、安穏生活思考に陥っていて、逆な意味で重篤な症状を呈しているようです。

このような内科系医師の現状に対して、救急隊の人たちが一番頭を抱えていると言われます。「一度だけでも、しっかり患者さんを診てから、手に負えるのか、負えないのか、返事して欲しいのですが、詳細な状況を聞きもしないし、患者さんを診もしないで、『現状の体制では、とても受けることはできません』と、断られるのが一番困りますね」。

「なぜかと言いますと、一次救急からの連絡で、二次救急へ搬送しようとするのですが、二次救急で拒否されると、対応のしようがないのです。医療の世界の裏話を理解しているだけに、いたたまれない気持ちになるだけでなく、仕事が成り立たないのです」と真剣な表情で訴える隊員さんも多いのです。

自己保身を優先する医師の態度にうんざりさせられるばかりで、さりとて治療を強制することのできない救急隊員の立場に立てば、医師としては何とかすべきでしょう。

現実問題として、医師が告訴される件数は確実に増加しています。告訴件数の中には、「診もしないで、他の医療機関への搬送を命じたため、手遅れになって」死亡してしまい敗訴した判例もあります。

日本の医師は、告訴されることに慣れていませんから、告訴恐怖症のようにただ怖がるだけで、「どのようなケースの場合に告訴され、敗訴するのか」という事例を真剣に検証すべきではないでしょうか。逆に、怖がるためにかえって不信感を持たれて告訴されてしまうこともあるのではないかと思います。

医師が自ら医療拒否の問題を真剣に考えるようになれば、「告訴という見えない幻覚や幻想に恐怖を抱いたり」、その恐怖から逃れるために、安易に他の医療機関へ搬送したりする悪しき習慣も減るのではないでしょうか。

［4］善意で応急処置をした内科医が冤罪事件で告訴され敗訴する

ここでもう一人の内科医のケースを紹介してみましょう。見ず知らずの怪我人に応急手当をしたがために、逮捕され告訴された医師の例です。

【事例】 32歳の若い内科医です。いつも天気の良い日は、同好の友人達と好きなバイクでツーリングに出かけるのが楽しみでした。ある日、5～6人の同好の士とともに山道のワインディングロードを、景色を観ながら走っていたところ、突然、ロードレーサー同士が目前で正面衝突事故を起こしたのです。一人は、宙に舞い上がるように飛ばされ、もう一人は、その相手のバイクの下敷きになり、尺骨がまっ二つに折れ、動脈から出血が1メートルくらい吹き出したのです。

周囲の人たちは、真っ青な顔をして、ただおろおろするばかりで、救急車を呼ぼうにも山中のため、容易に救急車が来てくれるとは思えませんでした。

観るに見かねたツーリング仲間のバイク青年、32歳の内科医と仲間の友人が寄って来て、山中のため、救急車の到着まで1時間以上はかかりそうでしたので、綿の下着を切り裂いて、大きな動脈を結紮《けっさつ》して応急手当を始めたのです。さらに骨折部分の接合も行ったのですが、約1時間を過ぎても救急車の来る気配はなく困っていると、突然、サイレンを鳴らした白バイと事故処理隊がやってきました。

白バイ隊員は、メガフォンを使って大声で、「お前達、ここで何やっとるんだ！　ここはサーキットじゃない！　違法走行で全員逮捕するからそのつもりでいろ！」と怒鳴り散らしながら、バイカー姿の人たちめがけて走って来たのです。

驚いたロードレーサーのバイカー達は、怪我人をそっちのけにして、一斉に猛スピードで散らばるように逃げ去り、応急手当をしていた内科医とその友人たちだけが、怪我人を中心にぽつんと残ってしまったのです。

そこへ逃げ後れたロードレーサーのバイカーと勘違いした白バイ隊員がやってきて、内科医を足蹴にし、もう一人の友人の首根っこを捕まえ、ケガ人はそっちのけで、二人とも手錠を塡《は》められ、パトカーの方に連れて行かれようとしたのです。驚いた内科医は、「応急の仕上げだけはさせて下さい」と嘆願すると、我に返った白バイ隊員は、取り敢えず手錠を片方だけ外し、内科医の処置を見守ったのです。その時は白バイ隊員も落ち着きを取り戻し、誤認逮捕と気付いたようでした。

しかし、白バイ隊員は一度掛けた手錠を外して解放するわけにもいかず、応急処置が終わり、救急隊が来ると同時に、内科医と友人をパトカーの警官に引き渡し、逃げるように去って行ったということでした。

内科医と友人は、〝一般道のレース走行禁止違反〟及び〝人身事故〟容疑で調書を取られ、4時間後に、〝証拠隠滅の恐れなし〟ということで釈放されたのです。もちろん、人身事故に関しては、二人とも強行に否定したのですが、多勢に無勢、冤罪を着せられてしまったのです。内科医と友人は何とも遣り切れない気持ちで警察署を後にしたのでした。

しかし、冤罪事件はそれだけでは収まらず、数週後、今度は、〝事故後の傷害罪〟で応急手当をしたロードレースのバイカーの家族から告訴されたのです。

冤罪も甚だしいと弁護士をつけて反論したのですが、裁判は意外な結末に終わりました。内科医と友人に下された判決は、「救急隊という正式に決められた救護班を待たずに、外科が専門でもない内科医がいい加減な処置を頼まれもしないのに行ったという罪は重い。よって、内科医には、1ヶ月の医業停止と100万円の罰金刑に処す」というまったく理不尽な判決が言い渡されたのです。

内科医が山中の事故現場で応急処置がどれほど必要あったか、放置すれば重篤な状態に陥ったと主張しても、裁判官は聴く耳を持たず、結局のところ〝余計なことをした罪〟として裁かれたのです。この判決を言い渡した裁判官の言葉に、「何らの応急手当に適当な準備も器機も揃えず、思いつきで、医師という名称だけで、生きた人体に手をつけた罪は重い、よって、然るべき結果が与えられたのである」ということでした。

このような意外な結末に、心ある医師は、概ね内科医の取った応急処置に対して賛同して、不当な判決ではないかと考えるのが一般的でしょうが、現実の世の中では、善意が逆に罪科になってしまい、処罰を受ける時代になっているのです。

20年くらい前でしたら、この内科医は、「県警本部長よりの感謝状」が与えられていたでしょう。それほど時代は大きく歪み、変わってしまったと言っても言い過ぎではないでしょう。20年前は感謝された行為が、現代では罪人扱いとなるのです。

確かに、判決文にあるように「診療を行うには、然るべき場所で行われない限り、診療とは認められない」という風に、法律の解釈も変わって来ているようです。こうした世の中の変化を念頭に入れて、〝医療を行う〟とすれば、〝道を歩いている時に交通事故に遭った人が死にかけていても、見て見ぬ振りをする〟のが当たり前、と理解すべきだということになります。

このような理不尽なことがまかり通り、不当な扱いを受けることが多くなっている現代社会において、内科医は、己の分をわきまえるべき社会規範、医療規範をどのように作り上げていくのか、ということになります。規範や理念に沿って現実を変えて行くのか、現実に合わせて規範や理念を変えて行くのか、後者にはいささか疑問を持たざるを得ないのです。

現実的にはこの内科医の行為は、健康保険では医療行為としては認められませんし、保険の適応外であるばかりか、個別指導の対象となり、仮に、保険請求をしても認められない上に、逆に罰則に値するとして指導を受けることになるでしょう。

一方で、内科学の基本を熟知している内科医は、先端的な診断器機を駆使して、診断を下そうと試みるのが一般的です。もちろん、内科医の内面には「診断を奏上する」などという謙虚さは微塵もないはずです。患者さんに対しては上から目線で、「診断を下す」ということが常識のようになっているのです。

[5] 先端的な医療器機による診断は間違いないか

先端的な診断器機は、初歩的には自らの指先で脈の性状（脈圧・緊張度・大小・リズム・整・不整など）で心臓の状況を知る）を診て、顎下部分から、ウイルヒョウのリンパ節*に至るまで表層から皮下までを触診します。そして、聴診器を使用して、呼吸器・循環器（肺や心臓）などの状況を知ろうと試みます。

さらに、神経学的な判断として、打腱ハンマーで腱反射を診ることにより、運動神経学的・小脳の診断を試みます。腱反射の亢進が見られた時には、打腱した個所から小脳に至るまでの区間での伝達障害が疑われます。有名な個所で、膝半月板上部の腱反射（亢進ではなく、元来、認められるはずのない反射）が認められた時には、先ずは、小脳の黒漆線条体の減少、脊髄の破損、座骨神経系の障害が疑われます。この個所の打腱反射により、CTスキャンによる小脳の萎縮が発見される前に抗パーキンソン剤を処方し、進行を遅らせることができるため、この打腱個所の発見は有名です[(12)〜(18)]。

さらに、診断用針、毛筆の毛先などを使用して、感覚神経の状況を知ることができます。糖尿病の進行度合いにより、毛先で皮膚をなぞっただけでは、何らの反応がないことが多いのです。しかし、これだけで、かなり血糖値の高い状態が続いていることが予測されます。

その他、神経学的な診断法にロンベルグという方法があります。〝患者さんを立たせて、左右の片足だけで立てるかどうか、目をつむって、同様に立っていれるかどうか〟を調べる小脳の診断法があります（運動神経の健康度合いを知るためには加齢でも反応が見られるため、その点も念頭に入れている）。

＊ ウイルヒョウのリンパ節：フンボルト大学の医師ウイルヒョウが発見したリンパ節であり、左の鎖骨下にあるリンパ節で、悪性腫瘍が転移するとき、必ず通過するリンパ節です。逆に言えば、このリンパ節が腫脹している場合は、確実に他の臓器に転移層ができつつあると推測されます。

小脳と言えば、運動神経全般を支配している特別の場所に守られている比較的大きな左右二つの脳ですから、後に述べるように、先端医療器機での所見でさえも見つけられない時に調べると、意外と病的反応が出ることが多いことが知られています。

内科学の基本を熟知している医師であれば、先端医療器機を使用する前の段階で、詳細に系統的な神経学的検査を行うでしょう。通常、神経内科の医師は、患者さんへの配慮に乏しい傾向があるため、無理な体位を強制することがあってもまったく意に解さないことが多いのです[19]。

しかし、神経学的には、十分な結果が出るまで検査をし続ける傾向が強いため、徹底して自分の手と目で確認した後に、ＭＲＩやＣＴスキャンなどの先端医療器機に依存することも多いようです。

この点については、弊害というより徹底した診療としてみられるため、対策などは無用でしょう。

［6］内科医の思考回路は、合理的論理性を求める傾向がある
――治療者が悩まなくてもよい「認知行動科学」

内科医の思考回路には、常に合理的論理性を求める傾向があるため、突拍子もない飛躍的な判断は好まないのです。同時に、このことは精神性という論理的に不合理な判断にはまったく興味

がないことを意味しています。

例えば、「頻繁な尿の出ない尿意（頻尿）でありながら、まったく他覚的所見のない患者さん」は、尿検査や血液検査では、異常所見が認められないことを意味しています。この段階で通常は、患者さんに膀胱鏡、膀胱造影写真を行うのですが、このような患者さんには、ほとんど興味を示さないばかりか、「気のせいでしょう」と追い返すこともあります。

この時点から、内科医の脳裏には、「論理性に乏しい患者さんは精神科へ回すべき患者さんである」と信じて疑うことはありません。同時に、「これは自分の仕事ではない」と判断しているため、あっさりと精神科医へ紹介されることが多いのです。

内科医の中でも心療内科医は、精神的な論理性に親和性があるのではないかと思われるかもしれませんが、心療内科医といっても内科医であるため、精神的病理性を数値で評価して、これに然るべき数的評価のできる訓練**を指示したりすることが多いのです。ですから、心療内科医といえども、「心と心で付き合う」内科医にはなりきれないようです。

＊＊　Zung：ツアンの考案したＳＤＳは、うつ（病）傾向を点数化するテストであり、51点以上を〝うつ傾向〟とし、最高点を80点とする。これに伴い、数値化された性格特徴を表す〝交流分析法〟で原因を判断し、原因となる性格特徴の数値を下げる訓練を行う指導をする。

最近では、精神科医も、「心」を論じることが少なくなってきています。その証拠に、心療内科医を含めて精神科医のほとんどが、「認知行動科学」「認知行動療法」に専念してしまって、「心の病」として捉えることが極端に少なくなっています。[21]

●認知行動科学と認知行動療法の功罪

人間は、すべての現象を論理的に説明しようと試みた結果、「情操」という結論を導き出したのです。[20] しかし、この「情操」を論理的に理解することは不可能であるということも同時に理解したのでした。

人間という生物には、〝喜び・悲しみ・怒り・楽しみ〟という感情が常に伴っています。いかに論理的に人間という生物を説明しようと試みても、人間が自ら考え出した「情操」を説明することはできません。しかし、「少なくとも、患者さんに対してだけは、論理的に対応すべきである」として考え出されたのが、「認知行動科学」（巻末文献180頁の個所に図示して説明を試みている）でした。[21]

「患者さん自らが、自らの行動を認知し、これに従い行動を決定して行く」、そして「自分の気持ちを変えることはできないが、考え方は変えられる」「考え方を変えることにより、ストレスを軽くする」という精神療法なのです。[21] まさに、〝治療者は悩まなくても良い〟精神療法として考案された現代社会の産物です。

しかし、人間という複雑な生物が容易に「考え方を変え、ストレスを軽くできる」のであれば、世の中すべてがうまく行っても不思議ではありません。

この療法が、いま世界中に流行していますが、基本的に、現代の医師が望むままに「治療者は、悩まなくても良い」という方向に転換してしまったようです。しかしながら、それほど簡単には行かないのが、人間という複雑な生き物と言えるのではないでしょうか。

「治療者が悩む医療」という基本的概念が長期にわたって続いてきましたが、「治療者が悩む割には、患者さんからの告訴が増える」という、今日の社会状況への回答として出てきたものが、「認知行動療法」であり、その基本理念が、〝認知行動科学〟ということになります[21]。

［7］内科医と外科医の診断方法と思考の違い

内科医の論理性には、独特の思考形態があり、例えば、「『頭痛を訴える患者さんについて』どのような可能性を考えるか？」と問うとき、必ず30程度の疾患名が挙げられます。これは外科系と大きく異なる内科系の特徴だろうと思います。つまり、このようなとき、外科医であれば、「MRI検査を行いながら考えれば、最も合理的である」と、答えるでしょう。

内科医の場合、「患者さんが頭痛を訴えた場合は、脳腫瘍、脳内出血、脳血管障害、脳動脈瘤……などが考えられる」と推測論理で考えます。そして、一つの診断に対して不合理な訴えや症状、検査所見を加味したり、他の条件を一つずつ加除したりしてゴールを目指します。すなわち、消去法で診断を絞り込んで行くのです。

外科医の場合、「現に患部から出血しているので、病気は進行し続けている。手を動かしながら、先ずは、大まかな検査を行うなかで考えてみる」という基本的な思考法です。治療計画が進行する過程において、内科医とのトラブルの元となることの多い場面です。

【事例】一人の患者さんが、「お腹が痛い」と、転げ回る程の苦痛を訴えて救急外来を訪れた場合、(1)内科系の医師団は、「触診で場所を特定し、推測される臓器を想定して、血液検査とレントゲン写真を撮る」と判断し、(2)外科系の医師団は、レントゲン写真を撮ったが、何も映っていないので、〝急性腹症〟(原因不明の腹痛)として、即、開腹術を行う」という判断をします。(1)と(2)の医師団が、救急で共同作業を行ったとしましょう。内科系と外科系でこれほど考え方だけでなく、技法の方向性が異なっているのですから、どちらか大声を出した方向に進められるのか、あるいは、どのような論議がなされるのか、どのような手順で患者さんへの対応がなされるのか、全く判断がつかないでしょう。

日本の場合、基本的には、交通事故など明らかに外科的な怪我でない限り、先ずは、内科から始まり、内科で対処する結論が出ない場合に限り、外科へ回されるのが一般的です。

［8］内科医は、無意味な理屈が多く言い訳が多い

内科医は、往々にして理屈が多く、同時に言い訳が多いと言われています。患者さんを相手に診療を行う臨床医であるにもかかわらず、患者さんに対して病気を説明する時に、「あなたの肺がんは、小細胞がんですので進行が早く、恐らく3ヶ月が限度の命です。小細胞がんというのは、日本でも比較的多く……」と、医師自身が、この患者さんのがん細胞を見たこともないのに、病理組織所見を説明したりします。患者さんはこのような病理学的な説明を聞いても、何の慰めにもなりません。今、必要なのは、患者さん本人の心の状況を理解しながら、少しでも有意義な余命を過ごしてもらうことのはずです。

にもかかわらず、「これが医者のあり方である」という屁理屈を長々と続ける内科医が多いのです。あるいは、患者さんが不幸にして死亡した場合、あたかも内科医に過失がなかったかのように、言い訳を並べ立てる内科医もまま見られます。

残された家族としては、どれだけ言い訳して貰っても、死んだ患者さんは帰ってきません。それなのに死因を縷々《るる》説明し、なにゆえ死亡に至ったかという過程と医師自身の対応をこと細かに説明するのか、理解できないことが多いのです。

このような言い訳のような説明は、外科医にはほとんど見られません。外科医は、「命に関わる悪性腫瘍摘出を試みたのですが、残念ながら、時すでに遅く、致命傷に至る所まで転移が見られ、手術後、可能な限りの対応をしたのですが、○時○分に息を引き取られました。もし、患者さんの病気をこれからの医学・医療の研究にご提供いただけますなら、是非とも病理解剖をお願い致したいのですが、いかがでしょうか」と、淡々と進めるのです。

結果は、その患者さんと家族の方々の考え方によりますので、ケース・バイ・ケースということになるでしょう。この点が、内科医と外科医の大きく異なるところだと思います。

【事例】 肝臓がんに対する内科医の内科的治療か外科的治療かのアンビバレンスについて事例で説明してみましょう。

原発性の肝臓がんというのは、意外と死亡率の高い腫瘍ですが、治療次第により、全く命に影響を与えないで、天寿を全うされる方が多いのも事実です。ここで問題になるのが、「治療次第によって」はというところでしょう。一般に肝臓がんは、外科的な治療と内科的な治療がうまく組み合わさって行われないと、患者さんは、天寿を全うするどころか、若くして、この世を去らなければならないということになります。

基本的には、「内科治療のみでの対応」と「外科治療のみでの対応」に分けられます。内科的治療の場合、概ね放射線療法か抗がん剤による治療となることが多いのです。これに対して、外科的治療の場合は、悪性腫瘍部分を全て切除するのが基本となります。日本では、悪性腫瘍の場合、先ずは外科治療が先行することが多く、内科医の意見に関わらず、本人・治療チーム・家族共々、腫瘍部分の切除を希望して、切除が行われることが一般的となっています。

しかしながら、外科治療では、確実に全腫瘍病巣を切除可能なのですが、多くの場合、3ヶ月から6ヶ月の間に、腫瘍細胞が肝臓に増殖し始めることが多いのです。その時は、再び切除となりますが、肝臓も再生が早い臓器ですので、二度目の切除でも、ほとんど元の大きさの肝臓になり得るのです。

しかし、人間の身体というのは、一度メスを入れると、全身の免疫（抵抗力）が低下することも分っています。言い換えますと、一度、切除術を受けると、ほぼ数ヶ月に一度は再発し、永久に切除を繰り返して行かなければならないのが肝臓がんの特徴でもあります。ほとんどの外科医は、この「繰り返し」については、めったに言及致しません。

「一度の手術で、完全に癌細胞が無くなりますね」と説明され、再発の場合は、「ちょっと悪性の癌細胞であったのかもしれませんね、再発してしまいましたので、早く切除致しましょう」と、なることが多いのです。先に記したように、肝臓は、切除してもすぐにもとの大きさに戻りますので、多くの場合、単純な再発とされてしまうことが多いのです。一度の手術で人間の身体は、大幅に癌に対する免疫を失って行きますので、再発は、先ず免れないということになります。

他方、内科療法では、抗がん剤による治療が筆頭であるのが日本の肝臓がん治療です。この場合、抗がん剤治療を受けている患者さんの辛さには、想像を絶するものがありますが、終了すれば、多くの場合、再発せずに数年は過ごせることになります。

「悪性腫瘍に対しては、外科治療が先行する日本である」と言いましても、患者さんが先ず訪れるのは、内科であることがほとんどなのです。そのため、内科医は、「どこの段階まで内科で責任を持つのか」を考えなければならないのです。ここで出される結論によって、患者さんのこれからの人生が決まるのですから、内科医は、悩んで当然と言えましょう。

このような究極の選択を迫られている腫瘍内科医の苦悩を尻目に、肝臓に関しては、私が、2003年に完全な内科的な治療法を発見し、英文のジャーナルに発表したのです。

この治療法は、実に単純で、(1)グリチルリチン酸の注射を毎日行う、(2)SSRI(セロトニン選択的再吸収阻害剤という神経伝達を改良する薬剤で、日本では、心療内科・精神科で使われています。この薬剤が、癌細胞を破壊するＮＫ細胞を活性化し、このＮＫ細胞の産生を推進するＩＬ－２を増やす作用のあることが判明した）の処方、（３）笑いを伴う笑い療法、患者さんの生誕以降を分析し、癌の原因となったと考えられるストレス環境を明確にし、これを乗り越える作業を行う、という治療法が発見されました。この研究分野は、２０００年に米国国際医学図書館にて正式に精神神経免疫病理学として認められています。以上のようなことから、肝臓がんについては、このような選択肢が出来上がっています。

［9］内科医が臨終を迎える際のセレモニーを必要とする理由

これまでの取材で得た情報によると、内科系の医師は死亡例の場合、外科医のようには処置できないことが多いようです。内科医がそれほど家族の心理を考えている訳ではないのですが、外科系の医師のように淡々と死に至る経過とその後の処置を残された家族の方々に説明することができないだけであると言えます。

内科医は、臨終の「時」を判断し、告知するまでに一定の時間を要するというのです。そして、「臨終の診断→告知」には、タイミングがあると言うのです。一般的に考えるなら、臨終は臨終であり、生物にとってある種の絶対的な事態と考えられるはずです。しかし、内科医においては、「臨終告知のセレモニー」には一定のタイムが必要ということのようです。

一般的に言って、内科や外科に限らず臨終を迎える患者さんは、どちらの専門科でも日常的に存在するものです。仮に「臨終告知のセレモニー」であったとしても、一方では強心剤や血圧をあげる昇圧剤、再生（急性期修復）ホルモン（副腎皮質ホルモン：ステロイドホルモン）などの注射を行い、他方では、人工呼吸器を装着し、同時に心臓の状況悪化の成り行きを問わず、電気ショックを行い、さらに、肋骨が折れるくらい心臓マッサージを行わなければならないと言います。

現実的には、すでに「心肺停止、瞳孔散大」で、事実上の死を迎えている状態であっても、家族や親族の人たちに死が納得されるまで、順を追ってある種の「定式」に基づいて「セレモニー」という一連の医療行為を行うというのです。

もちろん、臨終の際の処置に対して苦情を申し立てる家族や親族がいるのも内科の特徴でしょう。外科系の場合は、臨終の瞬間が明らかなことが多いため、苦情も少ないからだろうと考えられます。

【事例】ヒトは、一度、生を受けると、必ず死を迎えなければなりません。このことは、今更、ここで記すこともないかと思います。しかし、病院という医療機関の中では、その状況により、「死亡宣告」のタイミングや形式が異なるということなのです。

交通事故などのように、「即死」と言われる場合の医師の役割は、既に「生体活動の停止した」人体を法的な資格により判定を行い、宣告するのです。

しかし、病院においては、生体活動の停止を遅らせる器機・薬剤が多数あります。そのため、自然死という現象は、滅多にあり得ないのです。

治療の甲斐なく、生体活動は徐々に低下して行き、遂には、この活動が停止するのです。これを死亡と判定するのが医師になるわけです。

この過程は、突然のこともあれば、長い時間を要する場合もあります。勿論、自発的な呼吸が停止していたとしても、人工呼吸器でこれを続けることが出来ます。現代の医学は、発達すればする程、死亡宣告は人工的なセレモニーと化して行くのでしょう。この状態の最も時間の長い例が、〝植物人間状態〟と呼ばれる、人工的な機械だけで、人体の一部の細胞が生き続けるのです。半世紀前であれば、確実に死亡宣告が行われていたはずです。

このような人工的な生命体に終結を判断するように、死亡宣告を行うのが内科医の仕事と言えます。

これに対して、外科医の場合は、「心肺停止状態で、再生術を試みたのですが、全く生体反応が見られません。よってここに死を宣告致します」となります。これが外科的な死亡宣告と言えます。

内科医の場合は外科医に比べて、長時間の間に色々な器具を使い切り、周囲のタイミングを見て死亡宣告を行うことになります。

いずれにしても、今日における死亡宣告は、医学的セレモニーと化しているように思います。

[10] 内科医が診断と処置を提示する時間を待てない家族たち

患者さんが致死性の疾患の場合、「臨終を迎えることもあり得ます」と医師より伝えられるはずです。それを了解した上で、患者さんと家族は、医師に身を託すのが通例のはずです。

しかし内科医の場合、患者さんの漠然とした訴えによる緊急受診があった時は、「現在のところは、かなり困難な状況ですので何とも言えませんね」ということも多いと思われます。そのような時、「何とも言えませんとはどういうことだね!? 助かるのか、助からないのか、はっきりして欲しい」と、問い詰める家族が増えていることは確かです。

このような状況で、内科医が「『モンスター家族』のようだから……」と小さな声で言おうものなら、「何だって、モンスターって言った? 心配して来ている家族に対して、失礼じゃないか!」

と、食ってかかる家族が多くなっていると言います。さらに、「悪いところがあるなら、しっかり切ったらどうだね」と、医師になったつもりで言いがかりに近い言葉を投げかけて来ることもあります。こうしたことは、「患者さんの権利の主張」の結果でしょうが、内科医に向かって言われることが多いのも事実です。

このような異様とも言える状況は、内科医の対応のまずさからくる責任とは言い難いのです。むしろ、内科という科学の思考エリア（診断と処置の領域）ゆえにかかわらざるを得ないと考えられます。一般的に急患として医療機関を訪れる場合は、明らかに外科的な疾患でない限り、先ず内科医が対応することが多いのが現実です。

救急で訪れる患者さんや家族は、慌てている割には、しっかりと最初の医療スタッフである内科医の言動を良く把握していることが多いのです。

患者さんが救急外来を訪れて受診されても、容易に答えを出すことができないからこそ、内科医の周到な論理の組み立ての上に診断と処置を提示するわけですが、その時間を待つことができない家族が多いのです。

内科医の場合、「座して果報を待つ」という態度で椅子に座って考えている訳ではありません。患者さんに対しては、順次、丁寧に全身の診察を進め、その結果によって適合する検査を行い、また、その検査の所見を見て、然るべき答えを求めているのです。

そのような時間のかかる行為を許せないとする家族が往々にして増えているのも、わが国の臨床医学・医療の水準の現実かもしれないのです。このような臨床医学・医療が抱えている問題をマスコミなり行政機関は、一般の人たちに理解してもらえるように、知識拡大施策を行うべきではないでしょうか。

【事例】ここで、欧米では基本的な「問題性格」とされていながら、唯一、日本では、「日本人の美徳である」とされる「タイプA行動パターン」という生き方とも言える形態を紹介してみます。

それは、〝せっかち〟、〝負けず嫌い〟、〝仕事中毒〟を特徴とした行動パターンであり性格とも言われます。この傾向の強い人たちは、10年の間に、そうでない人の6倍も心筋梗塞で死亡しています。企業にとっては、この行動パターンの人たちへの10年間の投資がフイになってしまうということで、アメリカでは、心筋梗塞になりやすい人たちは、そうでない人たちのせめて80％以下に生き方を変えない限り、職にありつけないという規制が行われているくらいで、日本とアメリカの大きな違いです。

このA型行動パターンは、アメリカの循環器科の開業医フリードマンの調査により明確になったのです。以来、全国民に、「A型行動パターンを下げるように」と、政府から警告が発せられたのです。その結果、次の10年間は、心筋梗塞での死亡者が激減し、生命保険会社が大儲けしたそうです。

これに対して、このA型行動パターンを美徳としている日本人は、同じ10年間、心筋梗塞による死亡率の激増で過ごしてきたのです。これだけアメリカと日本では、一般人の医学的知識や考え方に差があることが判明したのです。

今日でも、アメリカの一流企業への入社時には、必ずタイプA行動パターンの傾向を調べるテストが行われていますが、日本では反応に乏しく、私が幾度となくテレビのニュース番組・ワイドショーで啓蒙活動を行ったのですが、今日では既に忘れ去られた「知識」となっているようです。

これほど欧米と日本では、一般の人たちの医学的知識の程度や考え方の違いにおいて、際立った差が見られるのです。

これと同じような違いが、今日の日本とアメリカに見られます。既にアメリカでは、「癌」という病気は内科的な治療を行うのが一般的になっています。しかも、治療契約書には、「苦痛を伴わないこと」の一文が折り込まれています。これに対して、日本の癌に対する一般の人たちの現状は、いかがなものでしょうか。勿論、一般の人たちに責任を負わせるものではありません。こうした現実に目を向けようと思うのです。

既にアメリカでは、過去に癌に侵された組織を次々と切り取っていた「癌組織切除専門医」は、今日、職探しに躍起になっているということです。ある大学の調査に依れば、過去に、「癌組織切除専門医」であった外科系の医師達は、切り取りを依頼する患者も内科医もいなくなり、ＥＵ（救急外来）の職を取り合ったりしていたのですが、これも限度があり、交代勤務のＥＵとイエローキャブ（タクシー）運転手で生活を賄っていると言います。

これに対して日本では、依然として癌切除専門医がヒーローを気取っており、それだけ一般の人たちから切除を期待されていることになります。

「切らなくても元に戻るようになった国」と「切り続けている国」との差は開くばかりで、切り続けている国では、いかに医師の収入が激減しようが、医師になることが最高の出世といった誤った思考形態の人たちが増える一方になっています。日本人の未だ認識不足と勉強不足を露わにしている事例と思うのです。

［11］内科医は、内科的な説明に力みすぎる傾向がある

――内科医の思考方法を理解する

内科医は、社会の発展が新興国的であればある程、「患者さんの家族は外科指向が多い」という

認識に乏しく、内科的な説明に力みすぎる傾向があるようです。

そもそも外科優先という考え方が臨床医学・医療の世界では新興国的であることを改めて確認すべきです。そのため、「一度の診察ですべてが判明するのが当たり前」という考えが普及していて、このような現実を理解していない内科医が患者さんと家族に順次説明を行って理解を得ようとします。しかし、家族には内科医の思考法で説明した内容は、まったく伝わっていないのです。一度診察して一通りの検査が済めば、即、結論が出るかのように受け止められていて、内科医の思惑との違いは明らかなのです。

●内科医の思考方法と付き合う法

内科医の思考方法は、患者さんの主訴の周辺にある些細な症状や訴えから始まるということを、内科医自身が理解し、受け止め、その上で内科医の思考法を説明した後に本論に入るべきでしょう。

また、患者さんや家族は、内科医の説明に慣れる必要があります。「ただの風邪のような咳から始まり、そのうち全身の状態が悪くなっていく」という症状の悪化があれば、内科医の細かな説明に慣れるべきでしょう。

患者さんや家族にしてみれば、「良性なのか、悪性なのか、はっきりして欲しい」と急《せ》くような気持ちは致し方のないことです。しかし一般的に言えば、内科医の最初の説明は、「白か黒」の診断ではなく、グレーから始まるのが一般的です。

最初から断定的に診断を出せる医師には、めったに出会えるものではありません。そのような医師は、駄目医者の類かもしれませんし、はじめからすべてを説明できる病気などこの世には存在しないのです。人間という生き物は、この世で最も複雑な生き物であるということを、深く理解するべきでしょう。

何らかの病気にかかり、大きな病院を訪れた場合、そこの医師団は、よほどのことがない限り、すべての診断結果が出るまで患者さんや家族の言い分を受け止めてくれるはずです。そのために「情報提供料」を支払っているのですから、患者さんがかかった病気は、簡単には答えのでない状態であることを理解して、医師との対面に応じる必要があります。

繰り返しになりますが、患者さんが「お腹が痛くてたまらない！」といった訴えに対して、直ぐにでも答えが出るのでしたら、大病院の医師よりも近くの開業医の方がよほど上手な処方をしてくれるはずです。

街の開業医から「情報提供書」（紹介状）を渡されて、大病院を訪れることになったわけですから、「ただの腹痛ではないかもしれないし、恐らく精密検査をしないと答えが出ない」ために、医師団は診断に向けて大いなる論議が始まると考えられます。

このような場合、内科医は、「◎◎内科の先生から、原因不明の腹痛ということで紹介の入った患者さんです。言うまでもなく、この腹部の疼痛は外科的治療で考えられる性格のものではないという◎◎先生のご所見です。一応、簡単ではありますが、私が患者さんの腹部を中心に、触診、聴診を行いましたところ、左の胸部に近いところにわずかに痛みを感じられるようです。そこで、循環器系から心臓、消化器系から胃・腸管と検査を進めて行きたいと思いますが、いかがでしょうか」という流れになります。

こうして診断及び治療方針が立てられるのです。大病院ではこのような流れに沿ってそれぞれの検査が行われることを知った上で、内科医の説明を聞く必要があります。

言い換えれば、内科系の医師には、外科系の医師のように、「差し当たり、腹部のCTスキャンを撮った上で、その結果を診てから次を考えましょう」という思考形態がないのです。外科系の医師でしたら、この「差し当たり……」という前提も何もなく、腹部という漠然とした前提のみで「CTスキャンによる撮影」が始められるのです。このような流れは、内科系の医師の間では、まずあり得ないと思います。

内科系の医師の場合でしたら、「この段階で腸管のケイレンも含め、心血管系の疾患を疑うべき心電図所見もありますので、これを詳細に判断するために……」となるでしょう。

診断と治療の出発点において、外科系の医師と内科系の医師との思考形態がまったく異なることが理解されると思います。そのため、早すぎる結論を出してしまい、「しまった」と思う外科系の医師と、反対に、あまりにも前置きと理屈が長く、患者さんとの相談や医師団の討論に入ると、「出口が分らなくなってしまう」のが内科系の医師ということになります。

このような外科系の医師と内科系の医師との思考形態や会話や治療方針の進め方の違いが、外科系と内科系で、それぞれ独自の思考形態に合わせた世界を作ってしまうのです。

その結果、「お互いに深くまでは関与し合わない」という暗黙の不文律ができてしまったと思われます。実際の場面では、「外科医が関与しているときは、内科医は一切関与しない」という現実として見られます。

こうした暗黙の不文律の長所としては、争いがなくて平和であるという意味では、誠に結構なことと思われるかもしれません。しかし、相互に不干渉というのは、一見、平和的に見えるかもしれませんが、決して「患者さん中心」の相互不干渉という論理形成にはなっていないと思えるのです。外科、内科の基本理念の違いは、変えることはできないでしょう。

つまり、「悪しき患部は切って捨てる」外科系指向と「悪しき患部を持つものは、元に戻す」内科系指向という違いです。

この違いを、「時と場合に応じて決定する」（外科系）という考え方と、「どちらかを先行させる」（内科系）という考え方とでは、大きく指向が変わると同時に、結果も異なってくるでしょう。

言い換えると、外科系医師が指向する方向には、「病に陥った個体を病から離すためには、絶対に元には戻さない」という意味合いが含まれており、内科系医師の指向には、「病に陥った個体を元に戻すことにより終結とする』ことになります。簡単に言えば、「一度メスを入れれば、二度とメスを入れる前には戻らない」という意味合いになります。

当然と言えば、当然の論理ですが、「精神」「薬剤」を基本とする治療であれば、病に陥る前に戻すのが「医」の原点となります。しかしながら、「切り取る」ことを基本に治療を行えば、元に戻ることは永遠にあり得ないことになります。その結果、アメリカでは、「元に戻す」ことを最優先としながら、時に応じて、「切除することもあり得る」という基本原理が設定されたと言われています。

その結果として、かなり長期に渡り、外科系医師の経済的な困窮が続くという現象が見られました。特に、腫瘍外科医は、〝昼は外科医であるが、夜はイエローキャブの運転手〟という現象が続いたという驚くべき報告さえあります。

診断結果の結論を急ぐなら、優先順序の規定から論議を始めるべきだろうと思います。外科系か内科系のどちらを優先順序の先とするかということになります。「時と場合に応じて決定する」という不安定な規定ではなく、基本的指向性として順序を決定することになります。

「理性に鑑み、生来に戻ることを最優先に指向し、致し方ない時に限り、外科的指向性を選択する」と定義することを提案します。この指向性の選択が国際的にコンセンサスの得られた臨床医学・医療の指向性となります。

[12] 論理的であるようで、自らの世界から出るのを嫌う内科系の医師

ここで一つの代表的な内科系の医師の勘違いとも思える出来事を紹介します。

この内科医の勘違いによって、地域のインフルエンザの大流行を増大させてしまったという事件です。限りなく広い指向性を持っているはずの内科系の医師が、時には限りなく狭い、前時代的とも言える保守的な思考形態の内科医に変質してしまい、大事件に至ることもあることを念頭に入れるべきかもしれません。

ある地方に、〝医師会ウイーク・メール〟という医師会員だけに週一度配布されるEメールがあります。医師会の活動と定例会に出られなかった医師への伝達目的に使われていたようです。同時に、医師同士の意見交換の場にもなっているようです。そのような場に一人の医師から他の医師達への意見が寄せられたのです。このことについて少し紹介しましょう。以下、そのメールのやり取りをそのまま紹介してみましょう。先ずは、医師会に送信されたA内科医のEメールから

紹介してみましょう。

医師Aよりご連絡申し上げます：地域的にか、全国的にか、定かではありませんが、インフルエンザ患者さんが激増していると聴いております。しかしながら、私共、心療内科・精神科では、ＳＳＲＩ（選択的セロトニン再取り込み阻害剤）の作用の一つである抗ウイルス免疫能上昇（ナチュラルキラー細胞活性の増加）があることを発見しており、それゆえか、ウイルスに感染する患者さんが極めて少ないのです。そのため、ＳＳＲＩが認可されて以来、これを服用されている〝うつ病〟の患者さんのほとんどがインフルエンザに罹患されることはありません。統計的には、この20年間で、３０００人のうつ病患者さんのうち、４人がインフルエンザに罹患されただけです。本年もまた、同じように、インフルエンザ・ワクチンの予防接種を受けておられない方でもＳＳＲＩを服用されている患者さんの中で、インフルエンザに罹患された方は2人でした。これに対して、ＳＳＲＩを服用されておられない方々でインフルエンザに罹患された方は、何と２００人／１日となっております。このような状況に鑑み、予防策として、〝日頃より元気のない、免疫の低下している〟と思われる患者さんには、ＳＳＲＩの併用をお勧め致したいのですが、いかがなものでしょう。先生方が日頃よりこのような患者さんに併用しておられるスルピリドより、圧倒的に有効であろうと思われるのですが。

このような意見が、全医師会員に届いたのでした。その結果、このA内科医の意見に対する回答として、次のようなEメールが返信されたのです。

内科医B：確かに、インフルエンザとうつ病は、紛らわしい所がありますね。そうであっても、決して先生の誤診とは言えないのではないでしょうか。そのような患者さんは、遅かれ早かれ、他の医師を訪れ、インフルエンザの診断で治療を受けるでしょう。御心配なきよう。

このようなEメールが届き、これを読んだ他の医師会員は、どのようなやり取りをしたら良いのか、判断に戸惑ったようでした。そこで、ある外科医は、以下のような回答を送ったのでした。

外科医Cからの回答：予防なんて、二重の手間になりますね。患者さんが来診した時にインフルの検査を行えば良いのでしょう。どうして、そこまで考える義務があるのか、わかりませんね。

これが、外科医からの返信のEメールでした。結局、内科医Aの意味する内容は誰にも伝わることなく、内科医Bは、同じ内科医であっても、まったく思考回路が異なり、内科医Aのメールを理解するというより、最後まで読むことができなかったようです。外科医Cは、言うまでもなく、内科医Aの提案を理解する気もなく、ただ、形式的に答えただけでしょう。

このように、同じ内科医であっても、まったく相手の意見を聴こうとしない、理解しようとしない思考回路の内科医Bのような医師もいれば、外科医Cのように、相手の意見や考えとはまったく別に、定式通りの対応しかできない医師もいるのが現実です。

医師という存在は、外科医から見れば〝孤独な人種〟でしょうし、内科医から言うなら〝個人主義的人種〟となるでしょう。まさに、この三名の医師達の間には、まったく会話が成り立っていないのですから。

医師同士の会話が基本的に成立するには、先ず「相手の提案を傾聴し、これを理解した上で、然るべき返事をする」という、実に当たり前のことなのですが、これが行われないのが大人の社会なのかもしれません。

ここで、提案者の内科医Aが、「どうして、私が提案した意見の内容に触れないで、まったく違う視点から意見を言うのでしょうか?」と、質問を返したとしましょう。恐らく、内科医Bは、内科医Aの言っている内容がまったく理解できていないのですから、その事実をごまかすために感情的な発言に至るかもしれません。しかし、敢えてそうした問いかけを行わなかった内科医Aについてどのように評価すべきかは、よくよく考えてみなければなりません。

医師というのは、どうしても自らの誤りを認めたがらない人種ですし、無知を知られたくない人種でもあります。互いに「学び合う姿勢に欠ける」ところが、医療の世界の保守性と言えましょう。この点は、今でも研修医の指導医が嘆くところでもあります。

第四章

研修医という医師の存在

［1］研修医という医師

ここで研修医にも登場してもらいましょう。研修医は、医師でありながら、唯一、外科系でもなく、内科系でもない医師ということになります。まさに、医師の出発点にいる医師ということになります。

外科系はともかく、実際に手術ができなければ、何も言うことができません。そのため、指導医や先輩の医師の指導には絶対服従ということになります。ところが内科系は、内科医の思考形態を「口で教えるだけ」という傾向が強いようで、指導医からの注意であっても、〝反論する〟か、〝疑義を唱える〟ので、教える側の指導医は嘆きます。

例えば、「先生はそう言われますが、現実的にその他の考えはないのでしょうか？　先生の考えが絶対的であると言い切れますか!?」と、開き直りのように反論する研修医が多くなっていると聞きます。

指導医が研修医に、一度、常識的なことを注意すると、二度と指導医には近づかないで、他の医師のところへ質問に行ったりするそうです。研修医をめぐる一つのケースを紹介しましょう。

一人の内科系指導医の証言です。

●患者さんに喋ることなく指で指図する研修医

指導医Dが研修医Eに対して、Eの診察室での患者さんへの対応について、「先ず、自己紹介をしてから、患者さんの名前を確認する方が親切だと思いますが、どうでしょうか?」と問いかけたのです。

もちろん、指導医Dが研修医Eに対してこのようなことを確認するには、それなりの理由があったからです。決して自己紹介についての指導を行うために問いかけたわけではなく、研修医Eがどの患者さんに対しても、一言も喋らず、指差しを行うだけで指示していたからでした。

診察室に呼び入れられた患者さんに対して、人差し指で椅子を示し、患者さんが椅子に座るまで傍で立っているのです。ほとんどの患者さんは、何を求められているのか理解できないため、右往左往することになるのですが、研修医Eは、ただ黙って指で椅子を指すだけで、一言も喋らないで、数分後には、指をドア方向に差し、上下に動かし始めるのでした。この指図は、通常の意味では、〝部屋から出て行きなさい〟と受け取られるのです。

このような光景を見るに見かねた看護師が、指導医Dに訴え出たのでした。指導医Dは、この訴えを確認するため、カーテンの後ろから研修医Eの診察態度を見ていたのです。まさしく、看護師の訴えどおりで、ほとんどの患者さんは、右往左往したあげく、ドアから出されていたのでした。

この光景を見て指導医Dは、研修医Eに指導的立場から注意を与えるために問いかけたのでした。しかし、研修医Eは、そのまま部屋を出て行き、二度と指導医Dの前に出ることはなかったと言います。

院内で指導医Dの姿を見つけると、遠回りしても、顔を合わせないように避けて通るようになったのです。研修医Eの態度は、研修が終わるまで続き、ついに指導医Dとは、一切、顔を合わせることなく、研修医Eはその病院に勤務し、指導医Dは定年を迎え、その病院を去ったのです。

それ以降のEは、勝手気儘な態度で勤務しているのですが、地方の市立病院のため、医師の確保が困難であるだけでなく、もし、解雇になるとすれば、市長の責任となるため、今日もなお同様に勤務し、定期的に通う患者さんもなく、勝手気儘に振る舞い続けていると言うのです。

［2］研修医の制度と処遇

研修医というのは、確かに医師国家試験に合格した「医師」ということになりますが、それだけでは、とても不十分であるため、〝一応、医師免許は与えるが、現在の知識・経験の質・量とも圧倒的に少ないため、卒後3年間は、一人で医療行為をすることを禁ずる。必ず、指導医の指示に従い、指導医同伴で医療行為を行うこととする（必ずしも、法的に規制されているわけではなく、むしろ、医師側からの自主規制と考えられる）〟という形態になります。そのため、収入も通常の研修を終えた医師よりも少なく、レポートなどは、多く提出する義務があるということになります。

研修医の収入に関しては、厚生労働省からの援助、研修する医療機関からの報酬とを合わせた俸給ということになってはいますが、厚生労働省からの援助や国家財政からの支給も厳格には決められていないため、研修医療機関の医療レベルと研修医の要望とのバランスで決まるようです。

例えば、医療機関側から研修医を求める場合、医療機関と研修医の関係は、圧倒的に研修医の方が優位に立つため、研修医の報酬はかなり高くなります。これとは反対に、県下でトップ3レベルに入るような医療機関では、研修医に対して、試験による許可と選抜を行っているため、医療機関側が圧倒的に優位性を持つため、俸給は低く抑えられることになります。

しかし、現実的には、修学意欲の高い研修医は、試験を受けてでも、医療レベルの高い医療機関を研修病院として選ぶことが多く、俸給の低い側面などは、二の次と言われます。事実、医療レベルの高い医療機関の研修内容は、広く、深く、そして厳しいと言われます。

これとは反対に、医療機関の名誉挽回のために、無試験で、しかも俸給を高く設定して研修医を募集する医療機関も多く見られます。最近では、地方公共団体の経営する医療機関の医療レベルの低いこと、市民の評判の低いことにより、研修医を一人でも多く採用することにより、「医師の若返り」をアッピールしようと試みる病院も多く存在します。

しかし、これらの試みは、かえって医療レベルの低下を招き、医療事故の増加を招いていることが多いという統計結果が出ています。また、通常ではあり得ない研修医の採用もあると言います。以下、その事例を紹介しましょう。

●とんでもない研修医の事故の顚末

ある研修医Fは、勉強が苦手で8年間医師国家試験に失敗し、9年目にやっと合格するというあまり自慢できない履歴の持ち主でした。この研修医は、研修医療機関を選ぶに当たって、将来的に精神科医になることを考え、ある研修医療病院を選んだのです。

しかし、その病院の精神科は、週に半日精神科医が勤務するという、言わば精神科の看板は名前だけのような病院でした。そのため、研修医Fは、主に研修しなければならない精神科での研修は、週に半日しか行うことができず、他の時間は、ほとんど遊んで暮らしていたというのです。

当然ながら、基本的な研修診療科である内科や外科などへはほとんど行かないまま、結局、研修医の期間中のほとんどは、遊んで過ごしたというのです。

そして研修期間を終えると、あろうことか、この研修医は、「私は、ドイツの精神科医◎◎医師に、〝君は、××の生まれ変わりと見られる精神科医だ〟と言われまして、それ以来、××の勉強をしてきました。多分、私より上位に来る精神科医はいないでしょう」と言って、研修を受けた病院の近くの精神科病院に務めたのでした。どこの医療機関へ行っても、「私を指導できる人はいないでしょう」と、大見得を切っていたのです。

たまたまある日、その地をドイツの著名な◎◎医師が、某大学精神医学教室からの講演依頼で立ち寄ったのです。これを聞いた彼の雇用者である院長が、教室の医局長に依頼して、〝是非とも◎◎医師に、ご来訪いただきたい。当方には、◎◎医師に、××の生まれ変わりと言っていただいた医師が勤務しておりますので〟と、無理を承知で願い出たのでした。

ドイツの著名な◎◎医師は、定かではない記憶を持ちながら、その病院を訪れ、自分が××の生まれ変わりと言ったらしい精神科医と名乗る医師に会いに来たのでした。その病院の院長としては、願ってもない宣伝になると考えていたのでしょう。かの××の生まれ変わりと言われた医師と◎◎医師を新聞記者やテレビ局の記者の前で出会うような設定をしたのでした。

しかし、まったくドイツ語を話せない彼（研修医F）であり、◎◎医師の顔も知らない彼は、◎◎医師と記者達の前で出会い、怖いもの知らずなのか、握手を求め、さらにはハグをして、〝どこから来たのか（Where are you from ?）〟と話しかけたのでした。彼は35歳、◎◎医師は65歳、どう見ても、彼からハグをする関係には見えなかったのです。

◎◎医師は、〝貴方は、誰ですか?〟と、問いかけたのでした。周囲の人たちは、◎◎医師が、彼をして、〝××の生まれ変わり〟と賞賛したものと思っていたので、「◎◎医師は、彼のことを知らない?」と、訝しげに互いにザワザワと話し始めたのです。

その声が聞こえない彼は、「この人は、誰なの?」と、再び、周囲の人に問いかけたのでした。皆、唖然としたのは言うまでもありません。◎◎医師は、〝彼のことは誰か知らない〟と言う一方で、彼は、〝貴方は誰ですか〟などと問いただしたものですから、周囲の記者達はもちろん、教授達も唖然として、講演で忙しい中をわざわざ来院してくれた◎◎医師に詫びることに終始し始めたのでした。

まったく訳の分からないとんでもない記者会見は、記者達のブーイングと、真っ赤な顔をして汗塗《まみ》れになった院長の姿を残して終了したのでした。

しかし、この破廉恥な問題は、その後も続いたのでした。彼(研修医F)は、院長に向かって、「一体、あの人は誰で、何をしに来たのですか⁉」と、食下がったのです。院長は、最早、話す気にもなれず、憮然として去って行ったのです。訳の分からない彼は、それでも院長を追いかけようとしたのですが、同僚に止められ、事の顚末を知らされたのでした。

ところが、彼(研修医F)が言うには、「あの人、◎◎じゃないよ。偽物だよ」と言ったということとで、余りのことに誰も彼とは、口をきかず、話しもしなくなってしまったと言うことでした。

しかし、彼の了解不能力という性悪さのせいか、彼は以前と同じく、その病院に居座ろうとしたのですが、意を決した院長の一言、「自主退職しなさい」という言葉に、腹を立てながらも従ったのでした。

その後の彼は、県下のありとあらゆる医療機関で就職を断られ、噂の届かない遠くの病院へと離れて行ったということでした。

しかし、その地方の病院でも、「研修医を終えていない医師」として見られ、職を得ることができず、方々の医療機関を転々としているということでした。

彼（研修医F）のように研修医をきちんと終えないまま、終えたとして、堂々と医療機関に勤務していた、ある種、詐欺のような研修医もいたと言うことです。

このケースは、正しく「嘘のような本当の話し」です。ここに出てくる彼（研修医F）については、ほぼその地方の精神科医なら知らない者はいないくらい有名であるということです。研修医の中には、これほど「勇名」を馳せた医師も含まれているという、何とも驚くべき事例でした。

［3］知識過剰で社会的常識を欠如した研修医

このケースの話しくらい恥ずかしいことはありませんが、研修医については、いろいろと愚痴とも言い放《はな》てないほど大変なことが多いと聞きます。このようなスキャンダル以上の事件に近い話しは、外科系にも、内科系にもあると聞いています。

内科系医師に多いのが、ある種の常識的なマナーの欠如のようです。病院で朝、「『お早うございます』という当たり前の挨拶ができない研修医が多い」と、先輩や指導医は、信じられない現象が増えていると言うのです。

同じように、朝、病院への出勤とともにお茶を一杯飲むことが多いのですが、ほとんどの研修医は、自分でお茶を淹れ、一人で飲んで黙って部屋を出て行くと言うのです。

最初は慣れないからどうしたら良いのか分らないかもしれませんが、半年もすれば職場の雰囲気はわかってきますから、先輩や指導医に、「お茶を淹れましょうか」と、一言聴いてみることもしないと言うのです。

ある日、先輩が、「どうして、他の先生方にもお茶を淹れて差し上げないのかな」と聞くと、「皆さん、何を飲まれるか分りませんので、余計なお節介はしない方が失礼にならないでしょうし、自分の身のためだと思って淹れていません」ということでした。さらに、「お茶は、女医さんに淹れてもらった方が良いのではないでしょうか」と、あっけらかんとして言い放って行くそうです。

彼ら研修医たちには、失礼な行為だという意識はまったくなく、極めて当たり前の行動と態度なのにどうして問題視されるのかが分からないと言います。

このような研修医が多い病院は、中堅どころの医師のほとんどが、大学の職員を充足させるために大学病院に引き戻された後の公立病院に多いようです。

これとは反対に、厳しい試験を行って研修医を選んでいる医療機関では、和やかな雰囲気であり、男子の医師であろうが、女子の医師であろうが、同じように先輩や指導医にお茶を淹れるのが通例となっていて、差別意識や厳格な上下関係の雰囲気を感じることはないと言うことでした。

このような雰囲気は、看護師スタッフにおいても同様であり、男子であろうが、女子であろうが、医療以外の関係への拘りを捨て去っているそうでした。

ただし、外科系の研修医を指導している女医さんは、研修医の患者さんに対する態度や間違いの指摘について謙虚さに欠けることも多いと指摘していました。

●外科系の女性研修医の事故の顚末

ここである事例を紹介しましょう。

ある病院の神経外科でのことです。激しい頭痛を訴える若い女性患者さんが来院して、「早くなんとかしてほしい」と懇願したのです。

この女性患者さんに対して対応した研修医の女医さんは、「先ずは検査をして、治療はそれからです」と、ＣＴスキャン、ＭＲＩを行ったのです。しかし、何らの異常所見もなく、困った女医さんは、「頚部の神経にレーザーを当てますから」と言って、患者さんは女医さんの説明に納得のできないまま頚部にレーザーを当てられ、５㎜程度の穴が空いたままになったのです。

１週間、２週間と首に穴があいたまま塞がらなかったのです。もちろん、レーザーを外から頚部に当てれば、当然、穴が空きます。そこで、女医さんは先輩に、「変な患者さんが来ているから、何とかして」と伝えただけでどこかに行ってしまったのでした。

その女性患者さんは、「この病院に頭痛を訴えて来たのに、首に穴を空けられたままで、頭痛は治らないし、首に残っている穴も空いたままだし、何の説明もして貰えませんし」と、主治医の女医さんに訴えたところ、「私は研修医ですから患者さんと話す権利も義務もないのです。ですから、他の先生に聞いていただけますか？」という返事が戻ってきたそうです。

その女性患者さんと主治医の女医さんとの間で、説明を求める患者さんの声と説明できないという女医さんが互いに声を荒げるようになったところへ、指導医が現れて、「主治医は、研修医でもちゃんと謝るときは謝りなさい」と研修医の女医さんを叱責したのです。

女性患者さんを検査した後に頸部の神経にレーザーを当てて居なくなってしまった研修医の女医さんは、「私の手術は間違っていなかったと思います。だから謝る必要はありませんね」と、平然と言い放っていたそうです。

指導医は、「しかし、厳然と痕が残っているし、症状もまったく消えないということではないですか」と、問い詰めます。

女医さんは、「痕に関しては気にするかしないかの違いで、患者さんが気にし過ぎているんじゃない？」と、相変わらず減らず口をたたいています。

指導医は、「しかし、症状が消えていないというのは、治療が適当じゃなかったか、間違っていたということでしょう」と、さらに問い詰めます。

女医さんは、「間違っていません！　間違っていないから謝りません」と、開き直って憤然としています。

指導医は、「治療が終わっていないのですから、症状が消失するまでお付き合いしなさい」と、やや命令口調で諭してみます。

女医さんは、「もう嫌なんですあの患者さん、訳の分からないことばかり言いますし、痛くもないのに、痛いと言っているだけでしょう」と、さらに患者さんの悪口へとエスカレートします。

指導医は、「それはあなたの勝手な解釈でしょう。医者という者は、患者さんの苦痛を取り除くのが仕事なんですよ」と、医師としての原則的な対応を教えるように言います。

女医さんは、「医師の仕事がそんなことなんて聞いたことありません。医者に義務なんてあるのですか？　それに先生は、どうして私だけを責めるのですか？　私が一方的に悪いんじゃなくて、あの患者さんも悪いんじゃないですか。患者さんが頭が痛いって来たから、疼痛の元をレーザーで焼き切ろうと思って、レーザーを当てたのですが、レーザーの痕が残るなんて教科書に書いてありませんし、あの患者さんの身体の方が可笑しいのじゃないですか？」と、医師としての原則的役割どころか、逆に患者さんの身体の方がおかしいという本末転倒した言葉でののしる始末でした。

指導医は、「いずれにしても、頚部のレーザー痕跡は、ちゃんと形成して来なさい。その前に、患者さんには必ず謝りなさい」と、きつく言い渡しました。

女医さんは、「いやです、絶対に謝りません。さっき、先生が謝っていたじゃないですか。私まで謝ることはないと思いますが」と、徹底した自己保身で患者さんへの謝罪を拒否したのでした。

指導医は、「……痕跡形成だけは行って下さい。できなければ、形成外科の先生にお願いしなさい」と、もはや何をか言わんや、という気持で研修医の女医さんとの会話を打ち切ったのでした。

神経外科という最も難しいと言われる外科系の一つの科を選択した研修医の女医さんと、外来患者さんとの対応をめぐってなされた指導医とのやり取りでした。

どう見ても考えても、この事例に見られた医療をめぐる指導医と研修医の女医さんとの齟齬《そご》は、理屈・理論では説明し難いできことでした。最終的に、女医さんの言葉どおり、患者さんに謝罪する言葉は一言もなく、「整復します」と言うや、表皮の痕跡を形成しに行ったのです。

しかし、甲状腺を貫通したレーザー痕だけは、如何ともし難く、先輩の形成外科医が修復したと言います。後で分ったことですが、この女性患者さんは、橋本病という甲状腺炎に罹患しておられ、これを知らずに甲状腺に傷をつけたため、甲状腺の治療にもかなり手間取ったと言うことです。

外科系の女性研修医のあり方の難しさとでも言うのでしょうか。一般常識では考えられないような患者さんへの対応、先輩や指導医への態度は、外科系ならではの気の強い女医として許されたのでしょうか。何とも、一般常識では、考えられない出来事でした。

●内科系の女性研修医の事故の顛末

これとは反対に、内科系を希望する女性研修医の医師についての取材結果を紹介することにしましょう。

「内科系の女性医師は、意見は言うが動かない」と、ネガティブに表現する先輩の医師達と、まったく反対に、「内科系の女性医師は、男性医師と比べて比較にならないほど、論理性に長けて、臨床的である」という意見があります。

両方の意見に共通しているのは、「両者とも論理優先である」ということです。さらに、今日、30年前に比べて、数百倍の診断病名に増えた臨床において、すべての病名を記憶する才能は、何と言っても女性医師のようです。この点に関しては、いかに男子の研修医が力んだとしても勝ち目はないようです。

簡単な事例を紹介してみましょう。

21歳の女性が、「手がシビレて感覚が無くなってしまうのです」と訴えて、救急外来へ来診したのです。先ず、外科系の研修医の女医さんは、「CTに回して、MRIと行くべきですね。脳内に何らかのスペース・オキュパイド（腫瘍のような空間を占拠する物体）が考えられますから」と言うことになったのです。

これに対して、内科の先輩女性医師は、「手のしびれや感覚麻痺ということになると、手から頚部までの神経損傷か、それ以上の中枢側の損傷か、それとも、その他の個所にもしびれや麻痺があり、たまたま患者さんは、手のしびれしか意識していないのかもしれないでしょう。そうなると、全身疾患を先ず念頭に入れるべきでしょう。でも、それだと、一人で歩いているというのも不思議じゃないかしら。感覚麻痺だけで、運動麻痺がないのもあまり合理的でない所見ですね」と、同じ患者さんを診た医師でありながら、論議の進行がこれほど違うようです。

もちろん、どちらが良いのかということは、ここでは問題にすべきではないでしょう。

そして、内科の女性医師は、「大体にして、上肢の神経麻痺を招来する疾患であることには、間違いないようですね。それと、顔の表情に乏しいのも気になっているのですが、そうなると、パーキンソン病のような小脳疾患や、それに小脳失調ということにもなりますが、患者さんは、実際に自分で歩いて来ていますからね。そうなれば小脳疾患は、除外できるのではないでしょうか。そうすると、ギランバレー症候群、ホジキン病も考えなければなりませんね」と、どんどん脳裏に浮かぶ疾患が次々に口から出て来るのです。[22]〜[24]

現実的には、よく患者さんの話しに耳を傾け、患者さんの姿を観察すれば、それほど困難な病気を疑う必要はないように思えるのです。即ち、この外科系の研修医の女医さんには、心因という概念がまったく脳裏に浮かばないし、考える気もないということになります。

実際は、精神的なストレスによる「過換気症候群」であったのです。動脈血の酸素分圧をみれば瞬時に判断できるはずでした（十数年前でしたら、動脈血を採血し、酸素分圧を測定していたのですが、今日では、即刻測定できる器械があり、即時的に酸素分圧を知ることができます）。

この女性患者さんの顔と、手を握り、手の冷たさ、触覚はあるものの感覚の低下、しびれ感、不安感、意識の低下を見て取れれば、これほど多くの疾患を、非現実の理論や概念の中で考える必要はなかったのではないでしょうか。正しく、無味乾燥なコンピューター的な診療と言えましょう。

しかし、ここまで深く緻密に考えるのは、内科系の女性医師ならではの思考形態と言えます。もちろん、心療内科医・精神科医であれば、第一に、過換気症候群を疑って当然と言えば当然の診断と言えます。

しかし、当初より過換気症候群として、断定的に診療を進める心療内科医・精神科医には、若干の疑問と危惧を投げかけられても致し方ないように思えます。

なぜなら、「手足のシビレや感覚障害」を訴える患者さんには、最終診断として、「過換気症候群」が確定されることが多いかもしれませんが、第一診断をもって最終診断とするには、あまりにも安直すぎるでしょう。

少なくとも、もう少し広い見地からの神経学的検査を行った上で、神経障害を疑いながら検索した結果として導き出されるのが、「過換気症候群」でなければならないでしょう。この点に関しては、心療内科や精神科医の診断への安直さが見られると言えます。

このように、一つの症状である〝シビレ〟であっても、多方面から考えながら、身近な疾患も疑い続けるという、両者並行した指向性が必要ではないでしょうか。本来の有り方を論じるなら、簡略な診断と最重症の診断とを脳裏に描きながら、最も合理的な結論を早く出して行くのが、医療の現場での基本的作業と言えます。

この点から考え、推論を立てると以上に記したようになると言えます。それだけ外科系の女医さんと内科系の女医さんでは、思考形態が異なり、男性医師においても同じように、まったく思考形態が異なることを理解しながら共同作業を行って行く必要があると思うのです。

問題なのは、このように個性豊かな思考形態、あからさまに言えば、自分勝手で非常識きわまりない思考形態であることを貫き通すというのは、言い換えれば、「社会は自分を中心に存在する」という独善的な思考形態が根付いているからと言えるでしょう。

相反する思考形態の医師たちが、一つの狭い建物の中で、一人の患者さんにいかに応対できるかというところに問題の所在があると思います。医師が自らの個性で生きようとすれば、患者さんは誰も訪れては来ないでしょうし、そのことを証明する現実が日本の各地に見られます。そのことは、地方自治体の医療機関の現状を見れば明らかと言えます。市立病院や市民病院という名のついている医療機関の経営の危機が次々と報告されています。

三十数年前の開業医離れと大病院への指向性は、一時、「患者様」という呼び名で患者さんを歓待したのですが、呼び名に「様」を付けようが、〝心のこもらない〟〝上から目線〟の診療態度であれば、「早晩、大病院へは愛想をつかして離れて行くであろう」と言われたとおりになってしまい、往時は、一日1500名もの外来患者さんが訪れていた病院も、今日では一日500人の外来患者さんがあれば、かなり多い方であると言われています。

さりとて、職員を減らすことで経費節減を試みても、最初に応対に出るのは、先のような研修医の「先生方」の集団でしたから、なおのこと、不安を感じた患者さんは、大病院指向性を控えるようになり、結果は元に戻ったようになり、新たに開業した専門医に家庭医の姿を求める結果となったのです。

このような中で、大病院は研修医の優遇策を増進させ、減らすだけ減らした他の職員は、派遣職員にとって替わられ、サービスは、大幅に低下して行っています。

勉強家の研修医は、医療レベルの高い病院へ転院し、収入中心の研修医は、さらなる収入アップを要求し、同じ病院に居残る結果となっているようです。その結果、病院経営はさらに悪化し、研修医終了と同時に副部長などの肩書きを貰い、態度だけはその肩書きを表すくらい横柄になり、医療レベルは低下の一途をたどっていると聞きます。

これが、今日の研修医の現状と言われています。

第五章

外科医と内科医と研修医のいる医療現場

［1］内科医・外科医・研修医の狭間で

本来なら内科医・外科医・研修医は、付き合い方次第で一つの医療チームにもなることができるでしょうし、また、一つの目標に向かうこともできるはずです。研修医は、既に医師としての生活が始まっているのですから、ともに同じ目標に向かって行っても良さそうなものだと考えられるのです。

しかし、指導医的な役割を担っていた中間層の医師の過度の疲弊、研修医への取り組み方の格差、その結果としての医療の格差、病院間の経営の格差について、外から見ているだけでも果してまともな医療ができるのか心配になります。

内科系の医師も外科系の医師も、長年同じ場所で、同じ食堂で食事をとり、同じ休憩室で休憩し、同じ患者さんを一緒に見て来た仲ですから、余程の治療方向の違いに出くわさない限り、平和裏に診療生活を過ごせるはずなのです。ところが、実際は決してそのようになっていないばかりか、ますます医療の格差が広がっているのではないかと思えるのです。

今日、内科系や外科系の医師達が、「愚痴であることは分っているのですが……」と、話し出す内容の多くが〝研修医の問題〟です。

「やり難い」、「話し難い」、「間が持てない」などから始まり、とどの詰まりは、「何を指示しても、ほとんど応じないし、応じたとしても、自分の意志で動いたのを見たことがない」というものです。研修医というのは、それほど扱い難い存在なのだろうかと考えるのですが、実際のところ、かなりの程度の差があるようで、まったく問題なく真剣に学んでいる研修医の中に、一般的なマナーも常識も知らない研修医が紛れ込んでいることが多いと言われているようです。

これらの研修医をめぐる問題は、先に事例として例示したように常規を逸したケースがあることも否定できないのです。しかし、常規を逸したケースが、ほんの一部分なのか、広く、深く蔓延しているのか、今日の若者に特徴的な事態なのかについては、不明な点が多いようです。

いずれにしても、外科、内科にかかわらず、研修医の医師たちが常規を逸するほどの問題をかかえていれば、早晩、馬脚を現すでしょうし、その結果、チームからも離れて行かざるを得ないということになります。

このような常識はずれ、マナー違反によるチーム脱落者の研修医は、法的な処分のように、容易に対応できるような関係ではなく、現実の関係を改善すべき余地が多分にあるように思えます。

先の研修医の女医さんのケースのように、内科系医師には、「現実的な対応力がなく、論理の み」しかなく、外科系医師の「患部を切除するをもって医療とする」という内科的思考形態の対極にある思考形態があるとすれば、医療現場では両者とも受け入れられない姿勢が依然として残っているのが現実かもしれません。

それに加えて、「研修医の非常識の常識化」は、いかんともし難いほど不合理とも思われます。ここには、医学部進学至上社会になる前に医療現場に来た医師と、後に来た医師との間には大きな隔たりがあると思われます。

医学部進学至上社会になった後に医療現場に来た医師について、その特徴を表現するのに、当時の現場の指導教官の言葉を借りるなら、「彼等は、入学時に既に名医になっている」と言います。不可思議な表現でしたので、その辺りのことを問いただしてみたのです。

指導教官が言うには、「彼等は、『医学部に入り医師になり、そしてどのような道をたどるのか』なんて、まったく考えていないのです。入学した段階で、大声で医学・医療の哲学のようなものをヒケラカしますし、先輩であろうが、指導医であろうが、お構いなしに、『先生の診療の仕方は間違っていますよ』とか、『どうしてこのようなバカバカしい術式を行うのですか、私でしたら◎◎◎の術式を使いますが』などと、冗談話ではなく、真剣に議論を吹っかけて来ることが多いのですよ」と言うことでした。まったくもって信じられないことが起きていることが分かったのです。以下、その具体的事例を紹介しましょう。

［2］外科系研修医の思考形態の問題性

医学部生が外科医の先輩に向かって、以下のような会話がなされていたのです。

A「手術なんてもってのほかです。手術する人の気が知れません！」

先輩外科医B「どういう意味でしょうか。外科では不都合でしょうか？」

A「手術の失敗するリスクの方が、大きいじゃないですか？　先生は、確実に成功させるという自信がありますか？　リスクと比べてどれくらいの成功率でしょうか？　教えていただければ、手術を手伝いますが」

先輩外科医B「患者さんを目の前において、君は一体どうすると言うのですか？　手術以外で、何か手だてがあると言うのですか？」

A「先生のその考えが間違っていると言うのです。失敗するというリスクの方が大きいのに、わざわざ手をくだすことはないと言っているのです。失敗して、告訴されるのが、落ちではないでしょうか？」

先輩外科医B「君は、医者として基本的に考え方が間違っていると思うが、あるいは、私とはまったく違う考えのようですから、一緒には行動を伴えないと思いますね」

A「無礼じゃありませんか？　考えが違うからといって、行動を共に行えないと言うのは、人間としての私に対して失礼であると思います。その点を訂正していただけませんか⁉」
先輩外科医B「わかりました。しかし、訂正したとして、君は、私の考えに対して同意できないでしょう？　そうなると、結果は同じではないでしょうか？」
A「それとこれとは別だと思います。私の人格を認めるか認めないかという問題と、行動を共にするとか、しないとかの問題とは、まったく違うでしょう。今は、先生が私の人格を否定されたことに対しての話しです。行動は一緒にすることはありませんね。人格を否定したことへの詫びだけはしていただきたいですね」
先輩外科医B「じゃー詫びましょうよ。それで、これからの対応に関してはどうなるのでしょう？」
A「先生が、勝手にためさることですから、私は無関与ですよね。無駄な論議はしたくありませんから、これで終わりにしましょう。失礼します」
　このような先輩への対応が、日常茶飯と嘆く指導医も少なくありません。この話題の提供者は、れっきとした内科医であり、内科専門医です。その内科専門医がたまたま訪れた病院の外科においてなされた研修医との対話であったのです。

B先生は、恐らくかなりの我慢をしながら、この研修医へ対応していたと思われます。しかしながら、この「先輩外科医」の配慮など気にも止めずに、あたかも中堅の専門医であるかのように、専門医であるB医師に食って掛かる研修医の存在は、決して稀な存在ではなく、あらぬ争いを避けるために、内科専門医のB医師は躊躇うことなく、A研修医に対応したのであろうと思われます。

先輩医師は、知識においても経験においても、その結果についても研修医の及ぶところではないはずです。しかしながら、そのことに気付かない研修医が激増しているのも事実であるということが、指導医達の偽らざる見方と言えます。

このように医療機関の中で、知識においても経験においても上下関係が歴然としているにも拘らず、先輩医師は医療の将来を考えながら、細かなことにも配慮して研修医を使わざるを得ない現実があります。

ところが、研修医が一斉に退去した病院があり、それ以降、その病院は公立であったにも拘らず、民間に払い下げとならざるを得なかったというような事実が増えていることも偽らざる現実と言えます。

そこで、先のA研修医とB医師の会話に加え、ある種の改善方法を提案してみようと思いますが、論点を明確にするために、もう一人の医師に加わってもらうことにします。

その討論の場へ内科医のC医師が登場しました。その内科医のC医師は、次のような対応をしたと聞きます。

［3］「リエゾン医療」への提言

内科医C「A先生、先ずは、研修医の君が結論を出すような権限もないし、意見を言う資格もないでしょう。この医療チームの中で、どのようにすることが、患者さんにとって最も良いことかを考えもしないで、結論を出してしまうような研修医では、これから先、出る幕はないと思われますよ。

先ずはB先生に心から謝り、教えを請うことを勧めますが、できるでしょうか？　今は、貴方の態度と気持ちで、それができる、できないを聞いている暇はありません。

私たちは、A先生の意見を聞くためにここにいるのではなく、まして私たちのためにここにいるのではなく、患者さんのためにいるということを思い起こせない限り、どんな意見を吐こうが、空しいだけです。

では、私の意見を言わせていただき、どれかを選んでいただくかどうかをB先生にお聞き致しましょう。確かに、A先生のおっしゃるとおり、現状での手術には、かなりのリスクを伴うことは否定できないでしょう。しかし、決定的に違うのは、B先生のおっしゃるように、リスクを避けるために手を出さないなんていう愚かな選択肢はないと言うことですね。

私共が討論した結果、提案したいと思ったのは、(1)リスクを可能な限り少なくする方法を考える、そして、その(2)として、リスクを少なくするために、(3)内科的なアプローチを行い、リスクを可能な限り少なくすることです。その上で、外科のB先生にお渡しするということです。そして、術後は、B先生の外科チームと我々の内科チームが共同で術後の治療を行うというのはいかがでしょうか?」

B「大賛成ですね。よろしくお願い致します」

A「こちらこそ、よろしくお願い致します」

これこそ、チーム医療というものではないでしょうか。この方向で患者さんという主役に関わることこそ、総合医療と言える形態だと思います。これは、決して既存の「総合診療科」などという存在とは違います。既存の「総合診療科」あるいは「総合診療部」というのは、あくまで、「そのエリアだけで診断の予測を立てるところであり、決して手術は行わないところ」という規定があります。

このエリアは、細分化された多くの科ごとに、同じ検査がなされたり、同じ薬剤が処方されたりして、医療費が上昇し過ぎるのを避けるためにできたエリアと推測されます。そのため、当初の理念として、「多くの科で、何度もＣＴスキャンを行ったりして、医療費が高騰し過ぎる」ので、そうした無駄を省こうということでした。決して、「理解の浅い患者さんに対して、放射線被曝を行うＣＴスキャンなどの被曝被害を避けるため」という動機ではなかったはずです。

ここで提案されているのは、「患者さんの無用な被曝被害を避ける」ためという後者の理念であり、そこに留まらずに、色々な科をタライ回しにされ、心理的にも身体的にも経済的にも疲弊を促す医療体系を根本的に改善するために「総合医療」を提唱したと言えましょう。

これが正しくは「リエゾン医療」と言われた形態であり、基本理念であり、組織形態でもありました。１９６０年代まで、すべてを統括する医療形態としてアメリカにおいても試みられたのです。しかしながら、日本では、結局のところ、利害関係と名誉、資格の上下の定義がうまく絡み合わずに消失して行ったのです。

現実的に総合診療を求めるなら、その医療機関における多くの〝責任者〟の存在を統括するCEO（最高経営責任者）が必要となります。今日の日本の医療形態で見るなら、このような存在は許されないでしょう。

細分化された多くの医学科・医療科でありながら、決して相互に受容する試みを行いたがらない医学・医療という特別の世界において、依然として、一人の患者さんが1ヶ月に10回もCTスキャンの検査を受けるという現実が続いているのです。[(25)〜(26)]

各科の専門医に説明を求めると、「責任ある医師としては当然の行為でしょう、各科の主導によって行われる検査ですから」と、とんでもない返事が返ってきます。このように細分化された今日の医療こそ、総合診療思想あるいは患者さん中心医療の崩壊した現実と言えるのではないでしょうか。

本書では、「内科医の手術（外科医療）」、「外科医にとっての内科学」、「研修医の内科・外科への取り組み」など、「総合医学医療」について、具体的で、しかも現実に存在した事例をとおして紹介しました。

言い換えると、細分化した医学・医療科を一括りにして「外科系」と「内科系」に分け、その中に存在する「研修医」を加えて、今日の病院医療の現状を紹介しました。

筆者が目標とするのは、患者さんを中心にした円形医療でなければならないと信じて疑わないのです。日本語では「患者中心医療」、英語では〝Client-centered medicine〟と定義される医療形態に転換すべきだと考える次第です。

二〇一六年五月

著者識

4. Aparicio J (1999). "ESHAP is an active regimen for relapsing Hodgkin's disease.". Ann Oncol. 10 (5): 593-5. PMID 10416011.
5. "アドセトリス®点滴静注用50mg「タケダ」薬剤添付文書(PDF)". 武田薬品工業株式会社 (2014年). 2014年3月28日閲覧.
6. http://fr.wikipedia.org/wiki/Anne_Fran%C3%A7ois
25) 定塚甫著『声と音による聴診法――医療機器被曝による発ガンリスクを防ぐ』, 社会批評社, 2015.
26) 定塚甫著『精神科医が教える糖尿病の予防と改善法――糖尿病は心に由来する病』, 社会批評社, 2015.

Jozuka, H.: Psychoneuroimmunopathology & Daseinanalysis, BiblioBooks, Israel, 2008.

3 Guillain-Barré syndrome after exposure to influenza virus., Lehmann HC, Hartung HP, Kieseier BC, Hughes RA, Lancet Infect Dis. 2010年9月, 10(9): 643-51. Review. PMID 20797646.

4 Guillain-Barré syndrome, Hughes RA, Cornblath DR. Lancet 2005年11月5日; 366(9497): 1653-66. Review. PMID 16271648.

5 The immunobiology of Guillain-Barré syndromes, Willison HJ. J Peripher Nerv Syst. 2005年1月; 10(2): 94-112. Review. PMID 15958123.

6 Advances in understanding and treatment of immune-mediated disorders of the peripheral nervous system., Kieseier BC, Kiefer R, Gold R, Hemmer B, Willison HJ, Hartung HP. Muscle Nerve 2004年8月; 30(2): 131-56. Review. PMID 15266629.

7 Infectious origins of, and molecular mimicry in, Guillain-Barré and Fisher syndromes., Yuki N, Lancet Infect Dis. 2001年8月; 1(1): 29-37. Review. PMID 11871407.

24) ホジキン病：1. Canellos GP (1992). "Chemotherapy of advanced Hodgkin's disease with MOPP, ABVD, or MOPP alternating with ABVD.". N Engl J Med. 327 (21): 1478-84. PMID 1383821.

2. Nogová L (2005). "Extended field radiotherapy, combined modality treatment or involved field radiotherapy for patients with stage IA lymphocyte-predominant Hodgkin's lymphoma: a retrospective analysis from the German Hodgkin Study Group (GHSG).". Ann Oncol. 16 (10): 1683-1687. PMID 16093276.

3. Diehl V (1999). "Clinical presentation, course, and prognostic factors in lymphocyte-predominant Hodgkin's disease and lymphocyte-rich classical Hodgkin's disease: report from the European Task Force on Lymphoma Project on Lymphocyte-Predominant Hodgkin's Disease.". J Clin Oncol. 17 (3): 776-83. PMID 10071266.

つらくなったときに頭に浮かんだ考えやイメージに注目して、バランスの良い考え方に変える。

認知療法・認知行動療法では、つらくなったときに少し立ち止まり、そのときに頭に浮かんでいる自動思考を現実にそった柔軟なバランスのよい新しい考えに変えていくことで、その時々に感じるストレスを和らげる方法を学ぶことができます。

そして楽な気持ちでもっと自分らしく生きられる可能性がでてきます。

あなたが悪いわけではありません。

ここで問題にしているのは「あなた」ではなく、あなたの考えです。

「人」は変えられませんが、「考え」は変えられます。

あなたのストレスを軽くするために、あなたの考えを柔らかくします。

あなたが自分らしく生きていくためには、自由な考えを身につけることと、ストレスを軽くすることに両方が必要なのです。

22) 過換気症候群：DSM-III, U.S.(パニック障害)

23) ギランバレー症候群：Effect of methylprednisolone when added to standard treatment with intravenous immunoglobulin for Guillain-Barré syndrome: randomised trial., Lancet 2004年1月17日, 363(9404): 192-6.PMID 14738791.

1 Clinical features, pathogenesis, and treatment of Guillain-Barré syndrome. van Doorn PA, Ruts L, Jacobs BC., Lancet Neurol, 2008年10月; 7(10): 939-50. Review. PMID 18848313.

2 The spectrum of antecedent infections in Guillain-Barré syndrome: a case-control study, Jacobs BC, Rothbarth PH, van der Meché FG, Herbrink P, Schmitz PI, de Klerk MA, van Doorn PA, Neurology, 1998 Oct; 51(4): 1110-5. PMID 9781538.

16) Neural Comput: 2005, 17(5); 1032-58.
17) 廣野守俊「生体の科学」62：292-297, 2011.
18) 永雄総一「生体の科学」63：34-41, 2012.
19) Khasnis A, Gokula R (2003). "Romberg's test". Journal of postgraduate medicine 49 (2): 169-72.
20) ブリタニカ国際大百科事典（情操：じょうそう＝sentiment）：センチメントともいう。広義の感情のうち、人が特定の対象に関して持続的にいだく複雑な感情的傾向をさす。自己に対する自負心、家族に対する愛情、他人に対する尊敬や軽蔑など対人的な情操のほかに、さまざまな事物や観念、特に学問、芸術、道徳、宗教などの文化的価値を有する対象に対する情操がある。
21) 認知（行動）療法（株式会社ウーマンウエーブ）：「現実の受け取り方」や「ものの見方」を認知といいますが、認知に働きかけて、こころのストレスを軽くしていく治療法を「認知療法・認知行動療法」といいます。

認知には、何かの出来事があったときに瞬間的にうかぶ考えやイメージがあり「自動思考」と呼ばれています。

「自動思考」が生まれるとそれによって、いろいろ気持ちが動いたり行動が起こります。

ストレスに対して強いこころを育てるためには「自動思考」に気づいて、それに働きかけることが役立ちます。

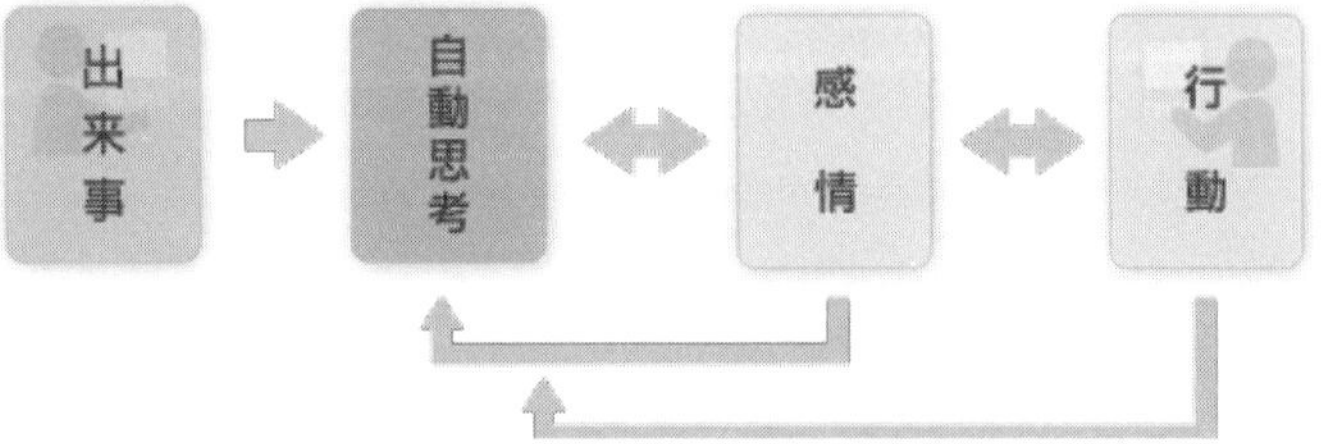

文献

1) ソンディ著(佐竹隆三訳)『ソンディ・テスト　実験衝動診断法』, 日本出版貿易, 1964年.

2) 佐竹隆三著『分類鑑別資料 第1号　ゾンディテスト入門』, 法務省矯正局, 1957年.

3) 佐竹隆三著『運命心理学入門』, 黎明書房, 1970年.

4) 佐竹隆三著『増補：運命心理学入門』, 黎明書房, 1984年.

5)『SZONDIANA JAPONICA I』, 日本ソンディ心理学研究会, 1973年.

6) 佐竹隆三監修　奥平高雄著『衝動診断学の実際』, 有明書房, 1969年.

7) 大塚義孝編「運命分析」(現代のエスプリ273), 至文堂, 1990年.

8) 奥野哲也監修, 内田裕之, 石橋正浩, 串崎真志編『ソンディ・テスト入門』, ナカニシヤ出版, 2004年.

9) ドゥニーズ・ドゥ・カスティーラ著(阿部恵一郎訳)『バウムテスト活用マニュアル』, 金剛出版, 2002年.

10) Victor Pauchet & S.Dupret: Pocket Atlas of Anatomy (3rd. Ed.), London Oxford University Press Tokyo, 1968.

11)「M病院診療録集」, 1977.

12) 武内重五郎著『内科診断学』, 南江堂, 1966年.

13) Larsell O, Janzen J The comparative anatomy and histology of the cerebellum from monotremes through the apes. Univ. of Minnesota Press, Minneapolis, 1972.

14) 永雄総一, 山崎匡：「生体の科学」63: 3-10, 2012.

15) Tadashi Yamazaki, Shigeru Tanaka Neural modeling of an internal clock. Neural Computation, 17(5) 1032-1058, 2005.

著者略歴

定塚 甫［じょうづか・はじめ］

JMCストレス医学研究所・定塚メンタルクリニック

1946年、富山県高岡市にて出生、県立高岡高校、国立金沢大学医学部卒、名古屋市立大学精神医学教室にて精神病理学を学び、浜松三方原病院精神科医長、国立豊橋病院神経科医長・心療内科医員・県立保育大学講師、日本電電公社名古屋中央健康管理所神経科部長、心療センター矢作川病院副院長を経て今日に至る。

公的資格：精神保健指定医、日本心身医学会心身医療内科専門医・指導医、日本精神神経学会専門医・指導医。UCLA Irvine客員教授、Univ. of Cambridge, St. Thomas Col. Biograph Selector General.

専門は、精神神経免疫病理学（全人的医学）、児童精神医学、社会精神医学、産業精神医学。

著書として、『サラリーマンのためのメンタルヘルス入門』(NTT出版)、『こどものための心と身体の健康』『大人の心と身体の健康』(丸善)、『日本の医者は癌と闘えるのか』『やぶ医者の見分け方』(郁朋社)、『医者は聖人である』『私たちも人間として見てほしい』『愛のマニュアル』(日本文学館)、『人格障害』『性科学』『医者になる前に読む本』(三一書房)、『いじめのなくなる本』(本の泉社)、『医は仁術か算術か——田舎医者モノ申す』『うつの正しい治療・間違った治療』『凍てつく閉鎖病棟』『心理療法の常識』(社会批評社)、『子どもたちに未来を委ねるために』(診療医学新書)、『精神神経免疫病理学と現存在分析』(総合医学社)、『こどもの心と身体を守る本』(近代文藝社)。

英文出版書籍として、"Psychoneuroimmunopathology"(Maruzen, Nagoya), "Introduction to Psychoneuroimmunopathology and Clinical practice" (Biblio-Books, Israel), "Psychoneuroimmunopathology and Daseinsanalysis" (Biblio-Books, Israel), "How to fall in love" (Biblio-Books, Israel), "From the Conception to the Adolescent"(Biblio-Books, Israel). Oranzapine; (Biblio-Books, Israel), 2011.

Psycho Critique――サイコ・クリティーク25

外科医は内科医に、内科医は外科医に学び、研修医は謙虚に習う――患者さん中心の総合診療をめざして

2016年6月25日　初版第1刷発行

著者――――定塚 甫

装幀――――臼井新太郎

発行所―――批評社

〒113-0033　東京都文京区本郷1-28-36　鳳明ビル102A
tel.03-3813-6344　fax.03-3813-8990
e-mail　book@hihyosya.co.jp
http://hihyosya.co.jp
郵便振替：00180-2-84363

組版――――字打屋

印刷所―――(株)文昇堂＋東光印刷

製本所―――(株)越後堂製本

ISBN978-4-8265-0643-4 C0047